Tutto quello che deve sapere

su come diventare

Infermiera

di Oncologia

La guida completa

SILVIA REALI

Indice dei contenuti

« Ogni paziente è un universo unico e in Oncologia la nostra missione è quella di navigare al loro fianco, trasformando gli ostacoli in speranza. »

Capitolo 1

INTRODUZIONE ALL'ONCOLOGIA

Storia e sviluppo dell'oncologia

L'oncologia, come la conosciamo oggi, è il risultato di secoli di scoperte, sperimentazioni e progressi tecnologici. Ma prima di addentrarci in questa ricca storia, torniamo all'epoca delle antiche civiltà.

Fu nell'antico Egitto, più di 3.000 anni fa, che fu trovata la prima menzione scritta del cancro, iscritta su un papiro. A quel tempo, la malattia era ancora sconosciuta, avvolta nel mistero e spesso associata alla superstizione. I trattamenti erano rudimentali, basati principalmente sulla chirurgia, senza una vera comprensione della natura della malattia.

Nel corso dei secoli, il cancro, dal latino "granchio" - un nome dato dal medico greco Ippocrate per descrivere il modo in cui la malattia si diffonde come una stella nel corpo - è rimasto un enigma per la maggior parte dei medici e dei ricercatori. Galeno, un altro medico greco, rese popolare il termine "tumore" per descrivere le crescite anormali osservate in alcuni pazienti.

Solo nel XIX secolo, con l'avvento del microscopio, gli scienziati hanno iniziato a comprendere la vera natura cellulare del cancro. Fu allora che le cellule tumorali furono identificate per la prima volta. Questa scoperta aprì le porte a una nuova era di ricerca e comprensione.

Con l'arrivo del XX secolo, l'oncologia ha preso gradualmente forma come specialità medica. La chirurgia rimase al centro del trattamento, ma vennero introdotte altre modalità, come la radioterapia, grazie alla scoperta dei raggi X. Gli anni '40 videro la comparsa della chemioterapia, che fornì un'altra arma nell'arsenale contro il cancro.

L'era moderna dell'oncologia è caratterizzata da un approccio multidisciplinare. I progressi nella genetica e nella biologia molecolare hanno aperto la strada alle terapie mirate, consentendo di trattare alcuni tumori con una precisione senza precedenti. Oggi l'immunoterapia, che utilizza il sistema immunitario del paziente per combattere il cancro, rappresenta un'innovazione e una speranza per molti pazienti e operatori sanitari.

La storia dell'oncologia è la storia di un'instancabile ricerca per comprendere e trattare una delle malattie più complesse della storia umana. È una testimonianza del trionfo della curiosità, della perseveranza e dell'innovazione scientifica di fronte alle sfide mediche.

L'importanza di
Il ruolo infermieristico in oncologia

L'oncologia è una specialità medica esigente e in costante evoluzione, incentrata sulla cura dei pazienti oncologici. Al centro di questa dinamica c'è l'infermiere di oncologia, il cui ruolo va ben oltre la somministrazione delle cure. Svolge un ruolo essenziale sia nel processo di guarigione del paziente che nella meccanica di un team medico affiatato.

Per cominciare, la complessità del trattamento del cancro richiede un approccio globale. I pazienti affetti da cancro devono spesso affrontare una molteplicità di sintomi, sia a causa della malattia stessa che degli effetti collaterali del trattamento. L'infermiere è spesso il primo punto di contatto con il paziente e svolge il ruolo di osservatore attento, in grado di rilevare qualsiasi cambiamento nei sintomi, nell'umore o nello stato di salute generale.

Anche l'educazione terapeutica è una parte fondamentale della professione. I pazienti e le loro famiglie devono essere informati sui trattamenti, sui loro effetti collaterali, sulle misure da adottare a casa, sui segnali d'allarme a cui prestare attenzione... È qui che entrano in gioco gli infermieri, che utilizzano le loro capacità didattiche e la loro empatia per dotare i pazienti delle conoscenze necessarie a svolgere un ruolo attivo nella loro guarigione.

Anche l'aspetto psicologico non può essere trascurato. Di fronte a una diagnosi di cancro, molte persone provano ansia, paura e persino angoscia. L'infermiere di oncologia, grazie alla sua vicinanza e disponibilità, offre un orecchio attento e un sostegno emotivo, diventando spesso un pilastro di forza per il paziente e la sua famiglia.

Come parte del team medico, gli infermieri svolgono un ruolo di coordinamento. Si relazionano con i medici, i farmacisti, gli altri operatori sanitari e il paziente. La loro competenza ed esperienza garantiscono la coesione e l'efficienza del processo di cura.

Infine, con i continui progressi nei trattamenti oncologici, la professione infermieristica deve aggiornare regolarmente le proprie conoscenze. Che si tratti di formazione continua, seminari o scambi con esperti, gli infermieri di oncologia si impegnano in un processo di apprendimento costante, al fine di fornire la migliore assistenza possibile.
L'infermiere di oncologia non è solo un esecutore di ordini medici; è un attore chiave nel percorso di cura, un alleato del paziente, un coordinatore dell'équipe medica e un ambasciatore dell'innovazione nell'assistenza oncologica. La loro presenza e la loro dedizione sono un'importante risorsa nella lotta contro il cancro.

Differenze e somiglianze tra oncologia e altre specialità

Concentrandosi sulla prevenzione, la diagnosi, il trattamento e la ricerca dei tumori, l'oncologia si differenzia e condivide alcune caratteristiche con altre specialità mediche. Ecco un'esplorazione delle sue differenze e somiglianze con altri campi:

Differenze :
- **Complessità emotiva**: l'oncologia si occupa di una malattia che spesso evoca paura, incertezza e, in molti casi, una prognosi grave. Questo può portare a un livello di coinvolgimento emotivo più profondo rispetto ad altre specialità.
- **Interdisciplinarietà**: mentre altre specialità lavorano in team, l'oncologia richiede una collaborazione ancora più stretta tra diversi professionisti della salute - chirurghi, radiologi, patologi, specialisti del dolore, psicologi e, naturalmente, infermieri oncologici.
- **Sviluppi rapidi**: la ricerca sul cancro progredisce a rotta di collo, il che significa che i protocolli e i trattamenti si evolvono rapidamente. Questa dinamica può essere meno pronunciata in altre specialità.
- **Pluripatologia**: i pazienti oncologici possono soffrire di diversi tipi di patologia allo stesso tempo, in particolare a causa degli effetti collaterali del trattamento.

Somiglianze :
- **Approccio incentrato sul paziente**: come in altre specialità, l'oncologia mira a fornire un'assistenza incentrata sul paziente, tenendo conto delle sue esigenze, preferenze e circostanze personali.
- **Ricerca e innovazione**: sebbene l'oncologia sia all'avanguardia nella ricerca medica, anche altre

specialità, come la cardiologia e la neurologia, stanno portando avanti importanti innovazioni.

- **Educazione terapeutica**: come per l'oncologia, altri campi come il diabete e la reumatologia sottolineano l'importanza di educare i pazienti sulla loro condizione, sui trattamenti disponibili e sulle misure preventive.
- **Monitoraggio a lungo termine**: molte specialità, in particolare le malattie croniche come l'endocrinologia o la nefrologia, richiedono un monitoraggio regolare e a lungo termine dei pazienti, così come l'oncologia, soprattutto come parte della sorveglianza post-trattamento.

Sebbene l'oncologia abbia caratteristiche uniche a causa della natura complessa del cancro, condivide anche molti aspetti comuni con altre specialità mediche. Queste somiglianze e differenze riflettono la ricchezza e la diversità della medicina, dove ogni campo apporta la propria prospettiva e competenza per migliorare la salute e il benessere dei pazienti.

Capitolo 2

LA BIOLOGIA DEL CANCRO

Comprendere la cellula tumorale

Una cellula cancerosa, spesso indicata nella letteratura medica come 'cellula maligna', è una cellula che ha subito una trasformazione che le consente di moltiplicarsi in modo incontrollato e di invadere altri tessuti. Per comprendere questa trasformazione, è essenziale esplorare ciò che differenzia la cellula cancerosa dalla sua controparte normale.

- Origine della cellula tumorale :
    - Tutte le cellule tumorali derivano da una cellula normale che ha subito una serie di mutazioni genetiche. Queste mutazioni possono essere causate da vari fattori, come le radiazioni, alcune sostanze chimiche, l'infezione da parte di alcuni virus o anche fattori ereditari.
- Moltiplicazione non controllata :
    - A differenza delle cellule normali, che seguono un ciclo vitale ben regolato - nascita, crescita, divisione e morte - le cellule tumorali ignorano i segnali che normalmente regolano questo ciclo. Di conseguenza, si dividono continuamente e in modo disordinato.
- Evasione dell'apoptosi :
    - L'apoptosi è il processo programmato di morte cellulare. Le cellule cancerose hanno spesso sviluppato meccanismi per sfuggire a questa morte programmata, il che contribuisce alla loro proliferazione.
- Angiogenesi :
    - I tumori hanno bisogno di nutrienti per crescere. Le cellule tumorali hanno la capacità di stimolare la formazione di nuovi vasi sanguigni per garantire il loro apporto di ossigeno e nutrienti, un processo noto come angiogenesi.

- Invasione e metastasi :
  - A differenza delle cellule normali, che rimangono nel luogo di origine, le cellule tumorali possono invadere i tessuti vicini e raggiungere altre parti del corpo attraverso il sangue o il sistema linfatico, creando tumori secondari, o metastasi.
- Alterazione del microambiente :
  - Le cellule tumorali modificano il loro ambiente immediato, creando un microambiente che supporta la loro crescita e la resistenza al trattamento.
- Evasione del sistema immunitario :
  - Normalmente, il nostro sistema immunitario riconosce e distrugge le cellule anomale. Tuttavia, le cellule tumorali sviluppano strategie per eludere questa sorveglianza, consentendo loro di proliferare.
- Instabilità genomica :
  - Le cellule tumorali spesso presentano instabilità genomica, il che significa che accumulano rapidamente nuove mutazioni. Questo può accelerare la loro crescita, ma può anche renderle più resistenti al trattamento.

In conclusione, la cellula tumorale è un avversario formidabile, complesso nella sua biologia e nella sua capacità di evolversi. Tuttavia, con ogni scoperta sul suo funzionamento, la scienza medica fa progressi verso trattamenti più mirati ed efficaci, offrendo la speranza di una migliore cura del cancro in futuro.

Le diverse forme di cancro

Il cancro non è una singola malattia, ma un gruppo di patologie caratterizzate dalla crescita incontrollata di cellule. Queste cellule possono invadere i tessuti vicini e diffondersi in altre parti del corpo. I tumori prendono generalmente il nome dall'organo o dal tipo di cellula in cui iniziano a svilupparsi. Ecco un elenco non esaustivo delle diverse forme di cancro:

- Tumori del tratto digestivo:
    - Cancro esofageo
    - Cancro allo stomaco
    - Cancro del colon o del retto (cancro del colon-retto)
    - Cancro al fegato
    - Cancro al pancreas
- Tumori del sistema respiratorio:
    - Cancro al polmone
    - **Cancro della pleura** (spesso legato all'amianto)
- Tumori del sistema urinario:
    - Cancro alla vescica
    - Cancro ai reni
- Tumori del sistema riproduttivo:
    - Cancro alla prostata (negli uomini)
    - Cancro cervicale (nelle donne)
    - Cancro dell'endometrio (cancro dell'utero)
    - Cancro ovarico
    - Cancro al testicolo
- Tumori del sistema linfatico e sanguigno:
    - **Leucemia** (cancro delle cellule del sangue)
    - **Linfoma** (cancro dei linfonodi)
    - **Mieloma** (tumore delle plasmacellule del midollo osseo)
- Tumori del sistema nervoso:
    - **Gliomi** (tumori del cervello e del midollo spinale)
- Cancro della pelle:
    - Carcinoma basocellulare e carcinoma a cellule squamose (tumori non melanoma)

- **Melanoma** (un cancro più aggressivo legato ai melanociti)
- Tumori delle ghiandole:
  - Cancro alla tiroide
  - Cancro delle ghiandole surrenali
  - Cancro alle paratiroidi
- Cancro al seno:
  - Sebbene il cancro al seno venga diagnosticato principalmente alle donne, può colpire anche gli uomini.
- Tumori della testa e del collo:
- Questo include diversi tipi di cancro che si sviluppano nella bocca, nella faringe, nella laringe, nei seni nasali e nella tiroide.
- Sarcomi:
- Si tratta di tumori dei tessuti molli (come muscoli, tendini o grasso) o delle ossa.
- Tumori pediatrici:
- Alcuni tumori sono specifici dell'infanzia, come il **neuroblastoma**, il **retinoblastoma** e il **sarcoma di Ewing**.

È fondamentale notare che ogni tumore ha le sue caratteristiche, i suoi trattamenti e la sua prognosi. Inoltre, con i progressi della medicina, vengono regolarmente identificati nuovi sottotipi di cancro e i trattamenti diventano sempre più mirati e personalizzati.

Genetica e fattori di rischio

La nostra comprensione del cancro è progredita enormemente negli ultimi decenni, grazie soprattutto alla scoperta del ruolo chiave svolto dalla genetica e dalla sua interazione con vari fattori di rischio.

1. La genetica del cancro :
   - **Mutazioni somatiche**: queste mutazioni appaiono in una singola cellula dopo la nascita e sono generalmente dovute a fattori ambientali o a errori che si verificano quando la cellula copia il suo DNA prima di dividersi. Non vengono ereditate o trasmesse ai discendenti.
   - **Mutazioni germinali**: queste mutazioni sono presenti fin dalla nascita e si trovano in ogni cellula del corpo. Sono ereditate da un genitore e possono aumentare il rischio di sviluppare alcuni tipi di cancro.
2. Geni di suscettibilità al cancro :
   - Alcuni geni, se mutati, aumentano significativamente il rischio di sviluppare un cancro. Gli esempi più noti sono **BRCA1** e **BRCA2**, che sono associati ad un aumento del rischio di cancro al seno e alle ovaie.
3. Fattori di rischio :
Oltre alla genetica, molti fattori possono aumentare il rischio di cancro. Essi rientrano in diverse categorie:
   - Fattori ambientali e comportamentali:
     - **Fumo**: principale fattore di rischio per il cancro ai polmoni, ma anche per altri tipi di cancro.
     - **Alcool**: può aumentare il rischio di diversi tumori, in particolare del fegato, della bocca, della gola e dell'esofago.
     - **Esposizione al sole e radiazioni UV**: le cause principali del cancro della pelle.
     - **Dieta**: una dieta squilibrata può aumentare il rischio di alcuni tipi di cancro, mentre una dieta ricca di frutta e verdura può avere un effetto protettivo.
   - **Fattori infettivi**: alcuni agenti patogeni possono aumentare il rischio di cancro.
     - **Papillomavirus umano (HPV)**: associato al cancro del collo dell'utero.
     - **Virus dell'epatite B e C**: associati al cancro al fegato.

- **Helicobacter pylori:** può aumentare il rischio di cancro allo stomaco.
- Fattori ormonali e fisiologici :
  - Gli squilibri ormonali o l'esposizione prolungata a determinati ormoni possono aumentare il rischio di alcuni tumori, come il cancro al seno o alla prostata.
- Fattori occupazionali e ambientali :
  - L'esposizione professionale a determinate sostanze, come l'amianto o alcune vernici, può aumentare il rischio di tumori specifici.
  - L'inquinamento atmosferico è stato anche associato a un aumento del rischio di alcuni tipi di cancro.
- Storia medica e farmaci :
  - Alcune condizioni preesistenti o trattamenti medici possono aumentare il rischio di sviluppare il cancro.

La genetica gioca un ruolo cruciale nella predisposizione al cancro, ma l'interazione tra la genetica e i vari fattori di rischio è complessa. La prevenzione, riconoscendo e limitando l'esposizione a questi fattori, rimane un mezzo fondamentale per ridurre il rischio di cancro.

Capitolo 3

ASPETTI TECNICI

Strumenti diagnostici e imaging in oncologia

Uno dei progressi più sorprendenti dell'oncologia è lo sviluppo di tecniche diagnostiche e di imaging avanzate. Questi strumenti consentono non solo di individuare i tumori in fase iniziale, ma anche di monitorarne la progressione e di guidare il trattamento.

1. Biopsia :

Questo è uno dei metodi più comuni per diagnosticare il cancro. Si tratta di prelevare un campione di tessuto o di cellule e di esaminarlo al microscopio. Le biopsie possono essere prelevate mediante intervento chirurgico, ago o endoscopia.

2. Endoscopia :

Si tratta di una tecnica che utilizza uno strumento sottile e luminoso chiamato endoscopio per esaminare l'interno del corpo. Viene spesso utilizzata per individuare i tumori dell'apparato digerente, delle vie respiratorie e di altri organi interni.

3. Imaging medico :

- **Radiografia**: è una delle tecniche di imaging più antiche. Viene spesso utilizzata per rilevare anomalie nei polmoni, nelle ossa e in altre parti del corpo.
- **Tomografia computerizzata (TC)**: questa tecnica utilizza i raggi X per creare immagini dettagliate del corpo da diverse angolazioni. È utile per identificare tumori e metastasi.
- **Risonanza magnetica (RM)**: utilizzando un campo magnetico e le onde radio, la RM fornisce immagini dettagliate dei tessuti molli, in particolare del cervello, del midollo spinale e delle articolazioni.
- **Tomografia a emissione di positroni (PET)**: misura l'attività metabolica delle cellule e viene spesso utilizzata in combinazione con la TAC per individuare le aree di rapida crescita del cancro.

- **Ultrasuoni**: questa tecnica utilizza le onde sonore per creare immagini dell'interno del corpo. Viene spesso utilizzata per esaminare il fegato, i reni, il pancreas, la prostata, il seno e altri organi.
- **Mammografia**: si tratta di una radiografia specifica del seno utilizzata per lo screening del cancro al seno.

4. Test di laboratorio :
Gli esami del sangue, come il PSA per il cancro alla prostata o il CA-125 per il cancro alle ovaie, possono aiutare a diagnosticare e monitorare alcuni tipi di cancro.

5. Test genetici :
Questi test vengono utilizzati per identificare le mutazioni genetiche che potrebbero aumentare il rischio di alcuni tumori. Possono anche guidare il trattamento, identificando le mutazioni specifiche presenti nei tumori.

6. Medicina nucleare :
Utilizza piccole quantità di materiali radioattivi per diagnosticare, valutare e trattare vari tipi di cancro.

7. Test funzionali e metabolici:
Possono aiutare a valutare la funzione degli organi e a determinare come un tumore influisce su tale funzione.

La scelta degli strumenti diagnostici e di imaging dipende dal tipo di cancro sospettato, dalla sua localizzazione e da altri fattori. Con queste tecniche avanzate, i medici possono non solo individuare e diagnosticare il cancro con maggiore precisione, ma anche pianificare trattamenti più mirati e valutarne l'efficacia.

Tecniche di trattamento: chemioterapia, radioterapia, immunoterapia

Il trattamento del cancro si è evoluto notevolmente nell'ultimo secolo. La chemioterapia, la radioterapia e l'immunoterapia sono i tre pilastri del trattamento del cancro. Ognuna di queste modalità ha meccanismi d'azione, indicazioni ed effetti collaterali distinti.

1. Chemioterapia :
La chemioterapia prevede l'uso di farmaci che uccidono le cellule tumorali o ne impediscono la moltiplicazione. I farmaci possono essere somministrati per via orale o endovenosa.

- **Meccanismo d'azione**: gli agenti chemioterapici colpiscono le cellule in rapida divisione, una caratteristica delle cellule tumorali.
- **Uso**: può essere usato da solo o in combinazione con altri trattamenti. Può essere utilizzato per ridurre le dimensioni di un tumore prima dell'intervento chirurgico o della radioterapia, per trattare il cancro che si è diffuso o per ridurre il rischio di recidiva dopo l'intervento chirurgico.
- **Effetti collaterali**: poiché questi farmaci attaccano anche altre cellule a rapida divisione (come quelle del midollo osseo, dei follicoli piliferi e del tratto gastrointestinale), possono causare effetti collaterali come perdita di capelli, nausea, riduzione del numero di cellule del sangue e altri sintomi.

2. Radioterapia :
La radioterapia utilizza radiazioni ad alta energia per distruggere le cellule tumorali. Può essere esterna (erogata da una macchina) o interna (dove le sorgenti radioattive sono collocate vicino al tumore).
- **Meccanismo d'azione**: le radiazioni danneggiano il DNA delle cellule, impedendo loro di dividersi e crescere.
- **Uso**: la radioterapia viene spesso utilizzata come complemento alla chirurgia o alla chemioterapia, per trattare tumori locali o per alleviare alcuni sintomi.

- **Effetti collaterali:** la pelle, i tessuti e gli organi esposti possono essere colpiti, provocando arrossamenti, bruciori, affaticamento e altri sintomi.

3. Immunoterapia :

L'immunoterapia stimola o modifica il sistema immunitario in modo che attacchi le cellule tumorali in modo più efficace. Questi trattamenti hanno rivoluzionato il trattamento di alcuni tipi di cancro.

- **Meccanismo d'azione:** mira a "svegliare" il sistema immunitario o a "guidarlo" per colpire specificamente i tumori.
- **Uso:** attualmente viene utilizzato per trattare molti tipi di cancro, tra cui il melanoma avanzato, alcuni tumori del polmone, del rene, della vescica e della testa e del collo.
- **Effetti collaterali:** sono diversi da quelli della chemioterapia e della radioterapia e possono includere reazioni autoimmuni, in cui il sistema immunitario attacca erroneamente organi o tessuti sani.

La scelta del trattamento dipende dal tipo e dallo stadio del tumore, oltre che dalla salute generale del paziente. L'approccio multidisciplinare, che combina queste tecniche in base alle esigenze specifiche di ogni paziente, mira a ottimizzare l'efficacia del trattamento, riducendo al minimo gli effetti collaterali.

Prevenzione e sicurezza farmaci citotossici

I farmaci citotossici, noti anche come agenti antineoplastici o chemioterapici, sono utilizzati per trattare diverse malattie, tra cui il cancro. A causa del loro meccanismo d'azione sulle cellule, presentano rischi non solo per i pazienti, ma anche per il personale sanitario che li maneggia. Garantire la sicurezza di questi farmaci è quindi di fondamentale importanza.

1. Rischi associati ai farmaci citotossici :
    I farmaci citotossici possono colpire le cellule sane, causando :
- Tossicità diretta per cellule, tessuti o organi.
- Effetti mutageni, teratogeni o cancerogeni.
- Reazioni allergiche.

Gli operatori sanitari esposti a questi farmaci possono quindi essere a rischio di :
- Esposizione della pelle o delle mucose.
- Inalazione di particelle.
- Ingestione accidentale.

2. Misure preventive :
- **Formazione del personale:** tutti coloro che maneggiano o somministrano farmaci citotossici devono essere adeguatamente formati sui rischi e sulle procedure sicure.
- **Dispositivi di protezione individuale (DPI):** comprendono guanti in nitrile, camici impermeabili a maniche lunghe, maschere e occhiali.
- **Tecniche asettiche:** è essenziale utilizzare tecniche asettiche durante la preparazione, la manipolazione e la somministrazione di farmaci citotossici.
- **Utilizzo di dispositivi sicuri:** questo include cappe a flusso laminare, armadi di sicurezza biologica e sistemi chiusi di trasferimento dei farmaci.

3. Gestione dei rifiuti :
- I rifiuti associati a questi farmaci, compresi i DPI utilizzati, devono essere trattati come rifiuti pericolosi.
- Devono essere collocati in contenitori specifici e chiaramente identificati e smaltiti in conformità alle normative locali.

4. Protocolli di esposizione accidentale :
È essenziale disporre di protocolli chiaramente stabiliti per affrontare in modo rapido ed efficace qualsiasi esposizione accidentale. Questi includono:
- Lavare immediatamente l'area esposta.
- Notifica dell'incidente alla direzione.
- Un adeguato follow-up medico.

5. Sensibilizzazione del paziente:
I pazienti devono anche essere informati delle precauzioni da prendere a casa dopo aver ricevuto farmaci citotossici, in particolare per quanto riguarda lo smaltimento dei rifiuti corporei e la gestione della biancheria e degli indumenti.

Garantire la sicurezza dei farmaci citotossici è una responsabilità condivisa tra produttori, farmacie, istituzioni sanitarie, operatori sanitari e pazienti. Una formazione adeguata, una consapevolezza costante e protocolli rigorosi sono essenziali per ridurre al minimo i rischi associati a questi potenti farmaci.

Capitolo 4

IL RUOLO DELL'INFERMIERE

Valutazione iniziale del paziente

La valutazione iniziale di un paziente con sospetto o nuova diagnosi di cancro è una fase cruciale del percorso di cura oncologico. È a questo punto che si raccolgono informazioni essenziali per guidare la diagnosi, la prognosi e il piano di trattamento.

1. Anamnesi :
   - **Anamnesi medica**: è importante raccogliere informazioni sull'anamnesi medica del paziente, comprese malattie precedenti, interventi chirurgici e trattamenti farmacologici.
   - **Storia del cancro**: dettagli sull'insorgenza, la durata e il decorso dei sintomi e qualsiasi trattamento precedente.
   - **Anamnesi familiare**: cercare casi di cancro in famiglia che potrebbero indicare una predisposizione genetica.
   - **Abitudini di vita**: fumo, consumo di alcol, dieta, attività fisica, esposizione a cancerogeni professionali o ambientali.
2. Esame fisico :
   - **Esame generale**: valutazione delle condizioni generali del paziente, dell'indice di massa corporea, dei livelli di energia, ecc.
   - **Esame mirato**: si concentra su sistemi o organi specifici in cui il paziente presenta sintomi o segni, o in cui si sospetta un cancro.
3. Valutazioni diagnostiche :
   - **Imaging**: raggi X, ecografia, risonanza magnetica, PET, TAC, ecc. Questi strumenti possono aiutare a localizzare il tumore, a determinarne le dimensioni e a vedere se si è diffuso.
   - **Biopsie** : Campioni di tessuto prelevati per l'esame al microscopio per confermare la presenza di cellule tumorali.

- **Esami del sangue**: per valutare la funzionalità degli organi, individuare eventuali metastasi o marcatori tumorali.
4. Valutazione psicosociale:
- **Stato emotivo**: cercare segni di angoscia, ansia o depressione.
- **Supporto sociale**: comprendere la rete di supporto del paziente - famiglia, amici, gruppi di sostegno.
- **Valutazioni finanziarie e professionali**: comprendere le preoccupazioni del paziente in merito al costo delle cure, all'assicurazione, all'impatto sul lavoro, ecc.
5. Valutazione funzionale :
- **Performance Status**: valutazione del livello di attività del paziente e della sua capacità di svolgere le attività quotidiane. Vengono comunemente utilizzate scale come ECOG (Eastern Cooperative Oncology Group) o Karnofsky.
- **Altre funzioni**: valutazione della capacità di deglutire, della funzione respiratoria, della mobilità, eccetera, a seconda della localizzazione del tumore.
6. Consultazioni specialistiche:

A seconda della natura e della localizzazione del tumore, possono essere necessarie consultazioni con specialisti come il chirurgo, il radiologo, il genetista, il nutrizionista, ecc.

La valutazione iniziale del paziente in oncologia è un processo completo e multidimensionale che richiede un approccio strutturato e coordinato. Fornisce le informazioni essenziali necessarie per elaborare un piano di trattamento personalizzato e per adottare un approccio olistico al cancro, prendendo in considerazione non solo il tumore in sé, ma anche la persona nel suo complesso.

Somministrazione del trattamento

La somministrazione di trattamenti oncologici richiede competenze specifiche. Ogni modalità di trattamento ha le proprie linee guida, tecniche e precauzioni, rendendo il ruolo dell'infermiere oncologico cruciale per la sicurezza e l'efficacia del trattamento.

1. Chemioterapia :
   - Preparazione :
     - Controllare gli ordini medici.
     - Preparazione in una cappa a flusso laminare per garantire un ambiente sterile.
     - Utilizzo di dispositivi di protezione personale (DPI) adeguati.
   - Via di somministrazione :
     - Per via endovenosa (IV): attraverso un catetere o un port-a-cath.
     - Orale: in pillole o liquidi.
     - Topico: applicato direttamente sulla pelle.
     - Intratecale: direttamente nel liquido cerebrospinale.
   - Monitoraggio durante la somministrazione :
     - Monitoraggio dei segni vitali.
     - Cerchi i segni di reazioni allergiche o altre reazioni avverse.
     - Educazione del paziente su cosa aspettarsi durante e dopo la somministrazione.
2. Radioterapia :
   - Preparazione :
     - Valutazione iniziale per determinare la portata del trattamento.
     - Marcatura o tatuaggio dell'area da trattare per garantire la precisione.
   - Durante il trattamento :
     - Posizionamento preciso del paziente.
     - Protezione del tessuto sano circostante.

- Monitoraggio continuo durante l'esposizione alle radiazioni.
- Consigli per la post-elaborazione :
  - Cura della pelle nell'area trattata.
  - Monitoraggio degli effetti collaterali, come la stanchezza.

3. Immunoterapia :
- Preparazione :
  - Controllare gli ordini medici.
  - Spesso viene somministrato per via endovenosa.
- Monitoraggio durante la somministrazione :
  - Monitoraggio delle reazioni immunologiche.
  - Educazione del paziente sui potenziali effetti collaterali.

4. Terapie mirate :
- Preparazione e somministrazione :
  - Spesso viene somministrato per via orale o per via endovenosa.
  - Il dosaggio specifico dipende dal tipo di farmaco e dal paziente.
- Monitoraggio :
  - Monitoraggio degli effetti collaterali specifici di ciascun farmaco.
  - Il dosaggio può essere regolato in base alla tolleranza del paziente.

5. Educazione del paziente:
- Prima del trattamento :
  - Informazioni sul processo e su cosa aspettarsi.
  - Discussione sui potenziali effetti collaterali.
- Dopo il trattamento :
  - Consigli sulla gestione degli effetti collaterali.
  - Incoraggiare la comunicazione sui sintomi e le preoccupazioni.

6. Considerazioni specifiche :
- Protezione del personale :
  - Uso appropriato dei DPI.

- Manipolazione sicura dei farmaci e delle attrezzature.
- Protezione del paziente :
    - Assicurarsi che i farmaci siano somministrati al paziente giusto, al giusto dosaggio, per la via giusta e al momento giusto.
    - Valutazione continua del paziente per individuare eventuali complicazioni.

La somministrazione di trattamenti oncologici è complessa e richiede una particolare attenzione alla precisione, alla sicurezza e al monitoraggio. Gli infermieri di oncologia svolgono un ruolo centrale nel garantire che i pazienti ricevano la massima qualità di assistenza, riducendo al minimo i rischi associati al trattamento.

Gestire gli effetti collaterali

L'esperienza di ogni paziente con il cancro e il suo trattamento è unica. La gestione degli effetti collaterali è una parte cruciale della gestione dell'oncologia, per migliorare la qualità di vita del paziente e garantire una somministrazione sicura dei trattamenti. Gli infermieri sono spesso in prima linea nell'educare, monitorare e intervenire quando si verificano questi effetti collaterali.

1. Effetti collaterali della chemioterapia :
    - Nausea e vomito:
        - Prescrizione di antiemetici.
        - Consigli dietetici: pasti leggeri, evitare cibi grassi o piccanti.
    - Mielosoppressione :
        - Monitoraggio dell'emocromo.
        - Precauzioni per prevenire le infezioni.
        - Somministrazione di fattori di crescita, se necessario.

- Alopecia (perdita di capelli) :
  - Consigli sull'uso di sciarpe, cuffiette o parrucche.
  - Rassicuri il paziente che questa perdita è temporanea.
- Mucosite (infiammazione della bocca) :
  - Incoraggiare una buona igiene orale.
  - Uso di collutori lenitivi.
  - Suggerimenti per evitare i cibi irritanti.

2. Effetti collaterali della radioterapia:
- Reazioni cutanee :
  - Si consiglia l'uso di creme idratanti.
  - Eviti l'esposizione al sole.
  - Eviti gli indumenti stretti.
- Stanchezza :
  - Incoraggiamento al riposo.
  - Pianificare le attività nei momenti della giornata in cui i livelli di energia sono massimi.
- Disturbi digestivi:
  - Consigli dietetici: consumare pasti piccoli e frequenti.
  - Somministrazione di farmaci anti-nausea, se necessario.

3. Effetti collaterali dell'immunoterapia :
- Reazioni autoimmuni :
  - Monitoraggio di sintomi come diarrea, eruzioni cutanee o dolori articolari.
  - Somministrazione di farmaci immunosoppressivi, se necessario.
- Sintomi simil-influenzali :
  - Somministrazione di antipiretici e analgesici.
  - Incoraggiamento a bere molti liquidi.

4. Gestione psicologica :
- Ansia e depressione:
  - Ascolto e supporto emotivo.
  - Se necessario, si rivolga a uno psicologo o a uno psichiatra.
  - Gruppi di sostegno e terapie complementari.

- Immagine corporea alterata :
  - Aiutare i pazienti a esprimere i loro sentimenti.
  - Fornire risorse per gestire i cambiamenti fisici.
5. Gestione del dolore :
  - Valutazione regolare del dolore :
    - Uso di scale di valutazione.
    - Somministrazione di analgesici come prescritto.
  - Tecniche non mediche:
    - Tecniche di rilassamento, meditazione e respirazione.
    - Terapie fisiche come il massaggio o l'agopuntura.

Gli effetti collaterali dei trattamenti oncologici possono variare notevolmente da un paziente all'altro. Una gestione efficace richiede un approccio personalizzato, un'educazione proattiva e un intervento rapido quando si presentano i sintomi. L'infermiere svolge un ruolo centrale come educatore, sostenitore e supporto per il paziente durante tutto il percorso terapeutico.

Supporto psicologico e relazionale

Il viaggio del paziente oncologico è costellato di sfide sia fisiologiche che psicologiche. I caregiver, in particolare gli infermieri, svolgono un ruolo chiave nel fornire un supporto emotivo e relazionale, che è cruciale quanto l'assistenza medica stessa. La dimensione umana dell'oncologia si rivela nella complessità delle relazioni tra assistenti e pazienti e nella tessitura di reti di supporto.

1. L'importanza della comunicazione:
  - Ascolto attivo :
    - Siate ricettivi alle preoccupazioni del paziente.

- Convalidare i sentimenti e le emozioni del paziente senza giudicare.
- Tecniche di comunicazione terapeutica :
  - Faccia domande aperte.
  - Riassumere e riformulare per garantire la comprensione.
  - Utilizzi il tatto, se opportuno, per stabilire un collegamento.

2. Valutazione psicologica :
- Identificare i segni di disagio :
  - Sintomi di ansia, depressione o isolamento.
  - Cambiamenti di comportamento o di umore.
- Uso degli strumenti di valutazione :
  - Scale del dolore, questionari sulla qualità della vita.

3. Supporto psicologico :
- Rinvio a professionisti:
  - Psicologi, psichiatri, assistenti sociali.
  - Gruppi di sostegno per i pazienti affetti da cancro.
- Terapie complementari :
  - Arteterapia, musicoterapia.
  - Meditazione, rilassamento, tecniche di respirazione.

4. Supporto nelle fasi chiave:
- Annuncio di diagnosi :
  - Sostenere il paziente durante lo shock iniziale.
  - Fornire informazioni chiare e appropriate.
- Durante il trattamento :
  - Aiutare a gestire l'incertezza e l'ansia associate agli effetti collaterali.
  - Redigere piani di assistenza che includano le esigenze psicologiche.
- In remissione o alla fine della vita:
  - Incoraggiare la discussione delle preoccupazioni e delle speranze.
  - Facilitare le conversazioni sulle direttive anticipate e sui desideri di fine vita.

5. Il rapporto con la famiglia:
  * Coinvolga la famiglia nelle discussioni:
    * Riconoscere il loro ruolo di supporto.
    * Informare le persone su cosa aspettarsi e come aiutare.
  * Gruppi di sostegno per i parenti :
    * Luoghi in cui possono esprimere le proprie paure e preoccupazioni.
6. Supporto per il team di assistenza:
  * Riconoscere il burn-out:
    * Promuovere il benessere sul lavoro.
    * Incoraggia i momenti di decompressione.
  * Supervisione e gruppi di discussione:
    * Spazi in cui gli assistenti possono discutere di casi difficili.
    * Condividere esperienze e ricevere consigli dai colleghi.

Il cancro non colpisce solo il corpo, ma anche la mente. Il supporto psicologico e relazionale è un aspetto essenziale dell'assistenza oncologica. Si tratta di una danza delicata tra l'offrire uno spazio di espressione, l'ascolto attivo e l'indirizzare i pazienti verso interventi appropriati. In questa danza, l'infermiere è spesso in prima linea, offrendo calore, compassione e competenza in ogni fase del percorso.

Capitolo 5

GESTIONE DELLE COMPLICAZIONI

Neutropenia e rischio di infezione

La neutropenia, caratterizzata da una riduzione del numero di neutrofili (un tipo di globuli bianchi) nel sangue, è una complicanza frequente nei pazienti sottoposti a trattamento oncologico. Questa condizione espone i pazienti a un rischio maggiore di infezioni potenzialmente gravi. Il ruolo dell'infermiere è quindi essenziale per educare, monitorare e intervenire rapidamente in caso di segni infettivi.

1. Comprendere la neutropenia :
   - I neutrofili e il loro ruolo :
     - I protagonisti della risposta immunitaria alle infezioni batteriche.
     - Distrugge attivamente i batteri invasori.
   - Cause di neutropenia in oncologia :
     - Effetti collaterali della chemioterapia e della radioterapia.
     - Malattie del midollo osseo, come la leucemia.
2. Riconoscere i segni dell'infezione:
   - Sintomi generali :
     - Febbre, brividi.
     - Stanchezza o malessere.
     - Dolore o rigidità articolare.
   - Sintomi localizzati :
     - Arrossamento, calore o dolore in una ferita.
     - Tosse, respiro corto o dolore al petto.
     - Dolore addominale, nausea, vomito o diarrea.
3. Interventi infermieristici :
   - Educazione del paziente :
     - Segni e sintomi di infezione da tenere d'occhio.
     - Misure igieniche per prevenire le infezioni.
   - Monitoraggio clinico :
     - Misurazione regolare della temperatura.
     - Monitorare i segni vitali e i sintomi di infezione.
     - Esami del sangue per monitorare la conta dei neutrofili.

- Interventi in caso di febbre:
  - Somministrazione di antibiotici in conformità ai protocolli.
  - Campioni prelevati per la coltura batterica.
  - Monitoraggio attento dei segni di sepsi.
4. Misure preventive :
- Isolamento protettivo :
  - In caso di neutropenia grave, è necessario introdurre l'isolamento per proteggere il paziente dalle infezioni esterne.
- Igiene rigorosa :
  - Lavaggio frequente delle mani sia per gli assistenti che per i pazienti.
  - Uso di disinfettanti per superfici.
- Nutrizione :
  - Consigli sugli alimenti da evitare per limitare il rischio di infezioni di origine alimentare.
  - Incoraggi una dieta equilibrata per rafforzare il sistema immunitario.
- Vaccinazioni :
  - Aggiornamento delle vaccinazioni raccomandate, salvo controindicazioni.
5. Considerazioni psicologiche :
- Ansia legata alla neutropenia :
  - Rassicuri il paziente sulle misure in atto per prevenire le infezioni.
  - Offrire un supporto psicologico per affrontare la paura dell'infezione.
- Educazione all'autocontrollo :
  - Incoraggiare i pazienti ad assumersi la responsabilità della propria salute, monitorando personalmente i segni di infezione.

La neutropenia è una sfida nella gestione dei pazienti oncologici. Gli infermieri si trovano al crocevia tra educazione, monitoraggio e intervento. Una gestione efficace e proattiva della neutropenia aiuta a minimizzare le complicanze e a fornire ai pazienti la migliore qualità di vita possibile. La chiave è l'anticipazione, la reattività e la stretta collaborazione tra il paziente e il team sanitario.

Disturbi metabolici

I disturbi metabolici si riferiscono ad anomalie nei processi biochimici dell'organismo che influenzano la trasformazione e l'utilizzo dei nutrienti. Nel contesto dell'oncologia, questi squilibri possono derivare dal tumore stesso, dai trattamenti antitumorali o da una co-morbilità. Gli infermieri svolgono un ruolo essenziale nel rilevare, gestire ed educare i pazienti su questi disturbi.

1. Introduzione ai disturbi metabolici :
   - Definizione e importanza :
   - I meccanismi di base del metabolismo.
   - Come i tumori e i loro trattamenti possono disturbare questi processi.
2. Disturbi metabolici comuni in oncologia:
   - Ipercalcemia maligna :
     - Eccessivo rilascio di calcio nel sangue a causa di alcuni tumori.
     - Sintomi: sete intensa, minzione frequente, costipazione, stanchezza, confusione.
   - Sindrome da lisi tumorale :
     - Distruzione rapida delle cellule tumorali, con rilascio di grandi quantità di sostanze nel flusso sanguigno.
     - Rischi associati: insufficienza renale, aritmie cardiache, convulsioni.
   - Disturbi del metabolismo dei carboidrati :
     - I tumori che possono alterare la capacità dell'organismo di utilizzare il glucosio, portando a disturbi come il diabete.

3. Diagnosi e monitoraggio :
  - Esami del sangue :
    - Monitoraggio regolare dei livelli di elettroliti, glucosio e acido urico.
    - Individuazione precoce delle anomalie per evitare complicazioni.
  - Valutazione clinica :
    - Identificare i sintomi che suggeriscono un disturbo metabolico.
    - Monitoraggio continuo del paziente.
4. Assistenza e interventi infermieristici:
  - Idratazione :
    - Favorisce l'escrezione delle sostanze in eccesso.
    - Può richiedere un'infusione endovenosa, a seconda della gravità della condizione.
  - Farmaci :
    - Somministrazione di agenti per bilanciare i livelli elettrolitici.
    - Ad esempio, i bifosfonati per l'ipercalcemia.
  - Educazione del paziente :
    - Fornire informazioni sui segni e sui sintomi a cui prestare attenzione.
    - L'importanza del monitoraggio regolare e del follow-up medico.
5. Prevenzione e consigli pratici :
  - Dieta :
    - Raccomandazioni dietetiche specifiche, per esempio limitare gli alimenti ricchi di calcio in caso di ipercalcemia.
  - Aderenza al trattamento :
    - L'importanza di rispettare le prescrizioni farmacologiche per evitare squilibri.
  - Attività fisica :
    - Stimola il metabolismo e aiuta a regolare una serie di processi corporei.

I disturbi metabolici sono complicazioni potenzialmente gravi in oncologia. Attraverso un attento monitoraggio, l'educazione e l'intervento precoce, gli infermieri svolgono un ruolo fondamentale nella prevenzione delle complicanze e nella gestione dei pazienti affetti. Lavorando a stretto contatto con il resto dell'équipe medica, l'infermiere assicura che il paziente riceva la migliore assistenza possibile per gestire queste sfide metaboliche.

Il dolore in oncologia

Il dolore è una delle principali preoccupazioni dei pazienti oncologici. Può derivare dal tumore stesso, dai trattamenti antitumorali o da altre condizioni concomitanti. Nell'ambito dell'assistenza oncologica, è essenziale riconoscere, valutare e trattare il dolore in modo efficace. Gli infermieri, al centro dell'assistenza al paziente, svolgono un ruolo centrale in questo processo.

1. Comprendere il dolore in oncologia :
   - Tipi di dolore :
     - Dolore nocicettivo: causato da un danno ai tessuti (per esempio, un tumore che preme sugli organi o sulle ossa).
     - Dolore neuropatico: causato da un danno o da una disfunzione del sistema nervoso.
     - Dolore misto: combinazione dei due precedenti.
   - Fattori che influenzano il dolore :
     - Posizione e tipo di tumore.
     - Stadio della malattia.
     - Trattamenti attuali o precedenti.
2. Valutazione del dolore :
   - Scale di valutazione :
     - Scale analogiche visive, scale numeriche, scale descrittive.

- L'importanza di una valutazione regolare per un'assistenza adeguata.
- Anamnesi del dolore :
  - Posizione, caratteristiche, durata, fattori scatenanti o lenitivi.

3. Interventi e gestione infermieristica:
- Farmaci :
  - Analgesici: dal paracetamolo agli oppioidi, a seconda della gravità del dolore.
  - Farmaci coadiuvanti: per trattare il dolore neuropatico o aumentare l'efficacia degli analgesici.
- Terapie non farmacologiche :
  - Tecniche di rilassamento e meditazione.
  - Massaggi, fisioterapia.
  - Agopuntura.
- Educazione del paziente :
  - Informazioni sul dolore e sul suo trattamento.
  - Incoraggi i pazienti a esprimere il loro dolore e a partecipare attivamente alla sua gestione.

4. Gestire gli effetti collaterali dei trattamenti del dolore:
- Effetti degli oppioidi :
  - Costipazione, nausea, sonnolenza, depressione respiratoria.
  - L'importanza della prevenzione e dell'assistenza adeguata.
- Monitoraggio della tolleranza e della dipendenza :
  - Aggiustamenti regolari della dose.
  - Valutazione della necessità di sospensione o rotazione degli oppioidi.

5. Aspetti psicologici del dolore :
- Impatto emotivo :
  - Il dolore può causare stress, ansia e depressione.
  - L'importanza del supporto psicologico.
- Comunicazione :
  - Creare un ambiente in cui i pazienti si sentano sicuri a parlare del loro dolore.

- Lavorare a stretto contatto con un team multidisciplinare: oncologi, psicologi, specialisti del dolore.

Il dolore in oncologia è una sfida costante e multidimensionale. Una gestione olistica, che tenga conto degli aspetti fisiologici, emotivi e sociali, è essenziale. Gli infermieri, in virtù della loro vicinanza al paziente, sono nella posizione ideale per valutare, trattare ed educare i pazienti al dolore, in collaborazione con tutti i professionisti sanitari coinvolti nella loro assistenza.

Complicazioni trattamenti specifici

La lotta contro il cancro si basa su una serie di trattamenti che, pur essendo efficaci, possono talvolta portare a gravi complicazioni. Gli infermieri di oncologia devono essere in grado di riconoscere queste complicazioni in una fase precoce, intervenire dove possibile e indirizzare i pazienti agli specialisti appropriati. Hanno anche la responsabilità di fornire ai pazienti un'educazione terapeutica, informandoli dei rischi e dei segnali di allarme.

1. Chemioterapia :
   - Mucosite:
     - Infiammazione e ulcerazione delle membrane mucose, in particolare quella orale.
     - Consigli sull'igiene orale, sulla dieta morbida, sulla gestione del dolore.
   - Neuropatie periferiche :
     - Disturbi sensoriali, motori o autonomici.
     - Monitoraggio, prevenzione (evitare il freddo, per esempio) e farmaci appropriati.
   - Mielosoppressione :
     - Diminuzione della produzione di cellule del sangue.

- Rischi di infezione, anemia ed emorragia.

2. Radioterapia :
  - Reazioni cutanee :
    - Eritema, desquamazione, ustioni.
    - Cura locale, creme idratanti, protezione UV.
  - Stanchezza :
    - Accumulativo, a volte persistente dopo il trattamento.
    - Consigli per rendere la vita quotidiana più confortevole e incoraggiare l'attività fisica adattata.
  - Problemi di deglutizione (durante l'irradiazione cervicale) :
    - Dolore, falsi percorsi.
    - Dieta adattata, posture, possibile riabilitazione.

3. Immunoterapia :
  - Reazioni autoimmuni :
    - Disturbi della pelle, dell'apparato digerente e respiratorio, ecc.
    - Monitoraggio dei segni, trattamento immunosoppressivo se necessario.
  - Sindrome da rilascio di citochine:
    - Febbre, affaticamento, problemi cardiaci.
    - Ricovero in ospedale, trattamenti farmacologici.

4. Terapia ormonale :
  - Disturbi dell'umore :
    - Depressione, irritabilità.
    - Supporto psicologico, trattamento appropriato se necessario.
  - Vampate di calore :
    - In particolare con i trattamenti anti-estrogenici.
    - Consigli di adattamento, trattamenti sintomatici.
  - Osteoporosi :
    - Fragilità delle ossa.
    - Integrazione di calcio e vitamina D, bifosfonati.

5. Terapie mirate :
- Tossicità cutanea :
  - Eruzioni cutanee, secchezza, prurito.
  - Cura dermatologica, aggiustamento della dose.
- Disturbi epatici :
  - Aumento degli enzimi epatici, epatite.
  - Monitoraggio biologico, trattamento sintomatico.

La gamma di trattamenti oncologici è vasta e ci sono molte potenziali complicazioni. Gli infermieri, in prima linea, devono essere consapevoli di queste complicazioni per poter agire ed educare in modo efficace. La gestione interdisciplinare, combinata con una vigilanza costante, ottimizza il comfort e la sicurezza del paziente durante il corso del trattamento.

Capitolo 6

LA FINE DELLA VITA E CURE PALLIATIVE

Approccio olistico al paziente nella fase terminale

Prendersi cura di un paziente malato terminale è una delle sfide più delicate, ma anche una delle più essenziali, nel campo dell'oncologia. Al di là dei sintomi fisici, è l'intera persona - le sue emozioni, le sue convinzioni, le sue relazioni e le sue esigenze - ad essere al centro delle preoccupazioni. L'approccio olistico cerca di comprendere tutti questi aspetti, riconoscendo che ogni paziente è unico e così la sua esperienza di malattia e di fine vita.

In questo contesto, non è più solo una questione di guarigione, ma di qualità di vita, dignità e comfort. Ogni gesto, ogni parola, ogni decisione deve essere intrisa di rispetto, empatia e gentilezza. L'infermiere svolge un ruolo centrale, spesso è il primo punto di contatto, colui che osserva, rassicura e sostiene.

Il dolore, che è onnipresente, non è solo fisico. È anche emotivo, psicologico e persino spirituale. Evoca paura, perdita e lutto anticipato. La gestione del dolore è multidimensionale: dagli analgesici alle terapie complementari e al supporto psicologico e spirituale.

Le esigenze sociali e relazionali dei pazienti non vengono tralasciate. Le famiglie e gli amici sono tutti profondamente influenzati dall'approccio del paziente alla fine della vita. Devono essere ascoltati, sostenuti e guidati. Le discussioni sulle direttive anticipate e sui desideri di fine vita sono affrontate con sensibilità, ma anche con chiarezza, consentendo ai pazienti e alle loro famiglie di prepararsi, comprendere e accettare.

L'aspetto spirituale, troppo spesso trascurato, è di importanza cruciale per molti pazienti. Che si tratti di rituali religiosi, di meditazione o semplicemente di conversazioni profonde, deve esserci uno spazio per queste domande esistenziali, per questa ricerca di significato che spesso accompagna la fase terminale.

Infine, la morte stessa. Momento intimo, sacro per alcuni, deve essere circondato da dolcezza e rispetto. L'ambiente, le cure di conforto, la presenza discreta ma benevola dell'équipe infermieristica, contribuiscono a rendere questo momento un passaggio sereno.

L'approccio olistico al paziente malato terminale non è solo una serie di azioni o protocolli. È una filosofia, una postura, che pone il paziente e la sua totalità al centro delle nostre preoccupazioni, riconoscendo la ricchezza e la complessità, ma anche la fragilità, della vita umana.

Gestione del dolore nella fase terminale

Il dolore nella fase terminale è una delle principali preoccupazioni di chi assiste e delle famiglie. Può essere onnipresente, mutevole, a volte sfuggente, ma sempre temuto. Questo dolore non è semplicemente fisico; comprende anche dimensioni emotive, psicologiche e spirituali. La gestione olistica del dolore è essenziale per garantire ai pazienti una qualità di vita e una dignità fino alla fine.

A livello **fisiologico, il** dolore può essere dovuto alla progressione della malattia, agli effetti collaterali del trattamento o ad altre patologie concomitanti. Per valutare il dolore, è essenziale utilizzare scale del dolore appropriate e comprenderne la natura (nocicettiva, neuropatica), l'intensità e la localizzazione. Gli antidolorifici, dai più semplici agli oppioidi forti come la morfina, sono il pilastro di questo trattamento. Devono essere somministrati secondo il principio dell'escalation, iniziando con i meno potenti e adattando rapidamente le dosi per ottenere un sollievo ottimale.

Ma oltre ai farmaci, altri approcci si sono dimostrati efficaci. Si può ricorrere alla **fisioterapia**, alla **terapia termica** (calda o fredda), ad alcune tecniche **di stimolazione nervosa** e all'**agopuntura**. È anche possibile prendere in considerazione un **intervento chirurgico** per bloccare alcuni dolori ostinati.

Dal punto di vista emotivo e psicologico, il dolore è strettamente legato alla paura, all'ansia e alla perdita anticipata di sé. È quindi fondamentale discutere questi aspetti con il paziente. Il supporto psicologico, fornito da uno psicologo, da uno psichiatra o anche dal team infermieristico, è fondamentale. Anche gli ansiolitici e gli antidepressivi possono essere d'aiuto.

La dimensione **spirituale** del dolore è particolarmente importante nella fase terminale. Per alcuni pazienti, il dolore può essere vissuto come una punizione o essere legato a profonde domande esistenziali. Il supporto spirituale, fornito da un cappellano, un imam, un rabbino, un monaco buddista o qualsiasi altra figura spirituale, può aiutare i pazienti a trovare un significato e una pace nel loro dolore.
Infine, la comunicazione è la pietra angolare di questa cura. Ogni paziente è unico, così come ogni dolore. L'ascolto, l'osservazione, l'aggiustamento dei trattamenti e la rassicurazione fanno parte della routine quotidiana che assicura un reale sollievo.

La gestione del dolore nella fase terminale è un'arte, che richiede sia competenze tecniche che profonda umanità. L'obiettivo finale è quello di consentire ai pazienti di vivere i loro ultimi momenti nel modo più sereno possibile, circondati dai loro cari e liberi dalla sofferenza.

Supporto per la famiglia e gli amici

Quando si affronta una malattia, non è solo il paziente ad esserne colpito, ma un'intera cerchia di persone care che gravitano intorno a lui, condividendo le sue preoccupazioni, le sue speranze e il suo dolore. La famiglia e gli amici sono tutti colpiti in modo profondo e diverso. Svolgono un ruolo centrale nel sostenere il paziente, ma a loro volta cercano sostegno e comprensione. Il loro benessere psicologico ed emotivo è intrinsecamente legato alla qualità di vita del paziente.

Quando viene annunciata la diagnosi, lo shock è spesso brutale. La notizia di una malattia grave come il cancro genera una moltitudine di emozioni: negazione, rabbia, tristezza, paura. È essenziale che l'équipe medica si prenda il tempo necessario per coinvolgere la famiglia in queste discussioni iniziali, rispondendo alle domande, chiarendo i dubbi e offrendo ascolto.

Con il progredire della malattia, le persone vicine devono affrontare una serie di sfide. L'incertezza sull'esito, le lunghe ore in ospedale, l'assistenza a casa e il senso di impotenza generano un notevole stress. Il personale sanitario deve essere formato per riconoscere questi segnali di disagio e indirizzare le famiglie verso le risorse appropriate: psicologi, assistenti sociali, gruppi di sostegno.

I gruppi di sostegno sono particolarmente utili. Offrono uno spazio sicuro in cui le famiglie possono condividere le loro esperienze, le loro paure e le loro speranze con altri che stanno attraversando prove simili. La sensazione di non essere soli in questa battaglia è spesso fonte di conforto.

Per le famiglie con bambini, la situazione diventa ancora più complessa. Come parlare della malattia a un bambino?

Come spiegare l'assenza del genitore da casa? Come rassicurarli? Gli specialisti formati in psicologia infantile possono intervenire per aiutare i genitori a navigare in queste acque agitate, garantendo il benessere emotivo del bambino.

Quando la malattia progredisce verso una fase avanzata o terminale, il sostegno alla famiglia diventa ancora più cruciale. Le discussioni sull'assistenza di fine vita, sulle direttive anticipate e sul supporto delle cure palliative devono essere affrontate con sensibilità. Dopo il decesso, inizia il lavoro di elaborazione del lutto, un percorso pieno di insidie. Il sostegno deve continuare, sia attraverso terapie di lutto, gruppi di supporto o semplicemente un orecchio comprensivo.

La malattia non colpisce solo il paziente, ma l'intera comunità che lo circonda. Il sostegno alla famiglia e agli amici è una parte essenziale dell'assistenza oncologica, una responsabilità condivisa dall'intero team medico. Prendersi cura della famiglia e degli amici significa anche prendersi cura del paziente, perché il loro benessere è indissolubilmente legato.

Capitolo 7

LA DIMENSIONE EMOTIVA

Affrontare lo stress e il burnout

Lavorare in oncologia è senza dubbio una delle specialità mediche più impegnative, sia dal punto di vista fisico che emotivo. Confrontandosi quotidianamente con la sofferenza e la morte, ma anche con la speranza e la guarigione, gli operatori sanitari dell'oncologia sono spesso in prima linea dal punto di vista emotivo. Il carico accumulato può portare allo stress cronico e, in ultima analisi, al burnout. Comprendere e riconoscere questi fenomeni è fondamentale per garantire il benessere dei caregiver e, di conseguenza, la qualità dell'assistenza offerta ai pazienti.

Lo stress in oncologia può avere molte cause: il confronto quotidiano con la morte, i dilemmi etici, la pressione a prendere decisioni cruciali, il ritmo frenetico di alcune unità o la gestione dei rapporti con i pazienti e le loro famiglie. Quando questo stress è persistente e mal gestito, può portare al **burnout**. Il burnout si manifesta come stanchezza intensa, perdita di interesse per il lavoro, riduzione dell'empatia e deterioramento delle relazioni interpersonali.

Quindi, come possiamo affrontare queste sfide?
- **Riconoscimento e consapevolezza**: il primo passo verso una soluzione è spesso il riconoscimento del problema. Gli ospedali e le cliniche devono sensibilizzare i loro team sui segnali di stress e burnout e promuovere una cultura in cui sia accettabile parlare delle difficoltà.
- **Formazione sulla gestione dello stress**: workshop e seminari sulle tecniche di gestione dello stress, come la meditazione, la mindfulness e le tecniche di rilassamento, possono essere di grande aiuto.
- **Supervisione e supporto psicologico**: istituire sessioni di supervisione regolari in cui gli assistenti

possano discutere dei loro casi difficili, delle loro emozioni e delle loro reazioni, può aiutare a disinnescare molte situazioni stressanti.

- **Equilibrio vita-lavoro**: incoraggiare i team a prendersi del tempo per se stessi, a staccare la spina, a trascorrere del tempo con le proprie famiglie, a dedicarsi ad attività rilassanti o sportive, è fondamentale per ricaricare le batterie.
- **Gruppi di sostegno tra pari**: la creazione di spazi in cui i professionisti possono condividere le loro esperienze, sfide e successi può fornire una preziosa valvola di sfogo emotivo.
- **Rivedere l'organizzazione del lavoro**: carichi di lavoro eccessivi, orari irregolari e mancanza di pause possono contribuire al burnout. È quindi essenziale valutare regolarmente l'organizzazione del suo lavoro e apportare le modifiche necessarie.
- **Formazione continua**: l'aggiornamento regolare delle sue conoscenze e abilità può aumentare il suo senso di competenza ed efficienza, riducendo così lo stress.

Affrontare lo stress e il burnout non è un evento isolato, ma un impegno a lungo termine che richiede il coinvolgimento di tutti gli attori del sistema sanitario. Prendendosi cura dei propri assistenti, le strutture sanitarie garantiscono la qualità e l'umanità dell'assistenza offerta ai pazienti.

Il rapporto infermiere-paziente: costruire la fiducia

Nel mondo complesso e spesso destabilizzante della medicina, e in particolare dell'oncologia, la relazione tra infermiere e paziente svolge un ruolo fondamentale. Si tratta di un'alleanza terapeutica, in cui l'infermiere, grazie alla sua esperienza e alla sua empatia, guida, rassicura e sostiene il paziente nei meandri della diagnosi, del trattamento e del follow-up. Stabilire la fiducia è quindi essenziale per il successo di questa relazione.

La fiducia non è automatica; deve essere costruita, alimentata e mantenuta. Per i pazienti, la malattia è spesso sinonimo di vulnerabilità, ansia e talvolta persino isolamento. In questo contesto, l'infermiere è un pilastro di fiducia, un partner di scelta, un compagno.

1. Ascolto attivo: il primo passo per costruire la fiducia è ascoltare davvero. L'infermiere deve essere disponibile e attento a ciò che il paziente dice, sia verbalmente che non verbalmente. L'ascolto attivo aiuta a identificare le preoccupazioni, le paure e le speranze del paziente.

2. Comunicazione chiara e trasparente: Per costruire una solida fiducia, gli infermieri devono essere in grado di fornire informazioni accurate, comprensibili e adeguate alle esigenze del paziente. Questo a volte comporta la semplificazione di un gergo medico complesso o la spiegazione della stessa procedura più volte, finché il paziente non si sente sicuro.

3. Empatia: l'empatia è la capacità di mettersi nei panni di un'altra persona, di sentire e capire quello che sta passando. Si tratta di una caratteristica essenziale per gli infermieri. Permette di stabilire un legame emotivo, una vicinanza che rassicura e lenisce.

4. Coerenza: la fiducia è alimentata anche dalla coerenza nella relazione. Il monitoraggio regolare, gli atteggiamenti prevedibili e la disponibilità costante rafforzano la sensazione di sicurezza del paziente.

5. Onestà: se l'infermiere non sa come rispondere a una domanda o se una situazione è incerta, è essenziale essere onesti e dirlo. Questo evita di creare false aspettative e rafforza la credibilità.

6. Riservatezza: rispettare la riservatezza delle informazioni del paziente non è solo un obbligo legale ed etico, ma è anche una garanzia di fiducia. I pazienti devono sapere che i loro dati, le loro confidenze e la loro privacy sono protetti.

7. Impegno: dimostrare ai pazienti che lei si impegna sinceramente per il loro benessere, la loro guarigione e il loro sostegno significa rassicurarli che non sono soli in questa prova.

Nella tempesta emotiva che la malattia può rappresentare, la relazione infermiere-paziente è un faro, un punto di riferimento rassicurante. Stabilire e mantenere questa fiducia è un'arte, un'abilità essenziale per garantire non solo la qualità delle cure, ma anche il benessere e la serenità del paziente. In oncologia, questa fiducia può fare la differenza, offrendo speranza e conforto nei momenti più difficili.

L'importanza del lavoro di squadra

La natura multidimensionale dell'oncologia richiede un approccio collaborativo. I pazienti oncologici non devono affrontare solo una malattia fisica, ma anche un turbine di emozioni, decisioni da prendere e sconvolgimenti nella loro vita quotidiana. Il trattamento del cancro non è compito di un singolo professionista, ma di un team affiatato, impegnato e complementare.

1. Assistenza completa: il cancro colpisce l'organismo a diversi livelli. C'è, ovviamente, il tumore stesso, ma anche gli effetti collaterali del trattamento, le ripercussioni emotive e psicologiche e l'impatto sociale e familiare. Un team composto da oncologi, infermieri, psicologi, dietologi, assistenti sociali e altri specialisti può affrontare tutti questi aspetti in modo olistico.

2. Competenze complementari: ogni membro del team apporta competenze uniche. L'oncologo può determinare il miglior piano di trattamento, l'infermiera sostiene e rassicura il paziente quotidianamente, lo psicologo aiuta a gestire lo stress e le emozioni e il dietologo fornisce consigli sulla gestione dei disturbi alimentari legati al trattamento. Questa sinergia assicura che i pazienti beneficino delle migliori conoscenze e competenze disponibili.

3. Comunicazione coesa: in un team affiatato, le informazioni fluiscono in modo fluido ed efficiente. Questo assicura che ogni professionista abbia accesso ai dati più recenti e rilevanti relativi al paziente. Questo è essenziale per evitare errori e duplicazioni e per garantire la continuità delle cure.

4. Supporto emotivo e professionale: lavorare in oncologia è gratificante, ma è anche un lavoro duro. Ci sono molte sfide emotive. Far parte di un team significa avere colleghi su cui poter contare, con cui condividere preoccupazioni, successi e dubbi. Questa solidarietà è un baluardo contro il burnout.

5. Stimolazione intellettuale: la medicina è un campo in continua evoluzione. In un team, i membri possono discutere le ultime ricerche, condividere le loro esperienze e imparare gli uni dagli altri. È un terreno fertile per l'innovazione e l'eccellenza.

6. Assistenza personalizzata: grazie a un team multidisciplinare, è possibile personalizzare l'assistenza in base alle esigenze individuali di ogni paziente. Ogni persona è unica e l'approccio collaborativo ci permette di rispondere alle esigenze specifiche di ciascuno.

Il lavoro di squadra in oncologia non è solo un'opzione, è una necessità. È al centro di un'assistenza ottimale al paziente, garantendo che ogni aspetto della sua malattia sia affrontato con competenza, compassione ed efficienza. In questa avventura umana e medica, la solidarietà professionale è un punto di forza inestimabile, sia per i curanti che per i pazienti.

Capitolo 8

CASI DI STUDIO

Caso 1: Linfoma e complicazioni

Il linfoma è un tumore che si sviluppa dai linfociti, un tipo di globuli bianchi che è essenziale per il corretto funzionamento del nostro sistema immunitario. Come per tutti i tumori, il trattamento del linfoma richiede un approccio globale, perché oltre alla malattia stessa, i pazienti possono incontrare varie complicazioni, legate alla malattia o ai trattamenti.

1. Complicazioni associate alla malattia:
   - **Sindrome tumorale:** in alcuni casi, le cellule tumorali si rompono rapidamente, rilasciando sostanze nel flusso sanguigno che possono causare problemi ai reni o al cuore.
   - **Compressione del midollo spinale:** la crescita di una massa tumorale può comprimere il midollo spinale, causando dolore, debolezza o addirittura paralisi.
   - **Sistema immunitario indebolito:** poiché il linfoma colpisce il sistema immunitario, i pazienti sono spesso più suscettibili alle infezioni.
   - **Sindrome della vena cava superiore:** la compressione o l'ostruzione della vena cava superiore da parte di un tumore può causare gonfiore al viso, al collo, alle braccia e alla parte superiore del torace.
   - **Accumulo di liquidi:** alcuni linfomi possono causare un accumulo di liquidi intorno al cuore (pericardite) o ai polmoni (pleurite).

2. Complicazioni legate al trattamento :
   - **Neutropenia: la** chemioterapia può provocare una riduzione dei globuli bianchi, aumentando il rischio di infezioni.
   - **Anemia:** una riduzione dei globuli rossi può causare stanchezza, pallore e mancanza di respiro.

- **Trombocitopenia:** una riduzione delle piastrine nel sangue può causare emorragie o lividi.
- **Tossicità cardiaca:** alcuni farmaci possono influenzare il cuore, per cui è essenziale monitorare regolarmente la funzione cardiaca durante il trattamento.
- **Neuropatia periferica:** alcuni trattamenti possono influenzare i nervi, causando formicolio, spilli e aghi o dolore.
- **Sindrome da lisi tumorale: si tratta di un'**emergenza medica causata dal rapido rilascio di cellule tumorali nel flusso sanguigno dopo l'inizio del trattamento.
- **Infertilità: la** chemioterapia e la radioterapia possono influire sulla fertilità.
- **Secondi tumori:** sebbene sia raro, il trattamento del linfoma può aumentare il rischio di sviluppare un altro tipo di tumore in futuro.

La gestione del linfoma richiede un monitoraggio medico rigoroso per individuare e trattare rapidamente queste complicazioni. Può essere un viaggio impegnativo, ma con un approccio olistico che prende in considerazione sia la malattia che il benessere generale del paziente, molte sfide possono essere superate. La ricerca continua inoltre a far progredire i trattamenti, riducendo gli effetti collaterali e migliorando i tassi di sopravvivenza.

Caso 2: Carcinoma della mammella e ricostruzione post-operatoria

Il cancro al seno è uno dei tumori più comuni nelle donne. La diagnosi e il trattamento del cancro al seno possono avere profonde ripercussioni, sia a livello fisico che emotivo. Per molte donne, parte del processo di guarigione dopo una mastectomia (asportazione del seno) o un intervento conservativo è la ricostruzione del seno. Questa ricostruzione svolge un ruolo essenziale nella riabilitazione fisica e psicologica.

1. Perché optare per la ricostruzione del seno?
   - **Ripristino dell'immagine corporea:** per alcune donne, la ricostruzione del seno aiuta a recuperare la fiducia in se stesse e a superare il trauma associato alla perdita di un seno.
   - **Simmetria:** se solo un seno è stato colpito dal cancro, la ricostruzione può aiutare a ripristinare la simmetria tra i due seni.
   - **Scelta personale:** ogni donna è diversa. Alcune possono scegliere di non sottoporsi alla ricostruzione o di indossare una protesi mammaria esterna. La decisione di ricostruire o meno il seno è profondamente personale.
2. Opzioni di ricostruzione del seno:
   - **Ricostruzione mediante protesi:** questo metodo utilizza impianti al silicone o alla soluzione salina per rimodellare il seno. È una delle tecniche più comuni.
   - **Ricostruzione autologa:** nota anche come "ricostruzione del tessuto corporeo", utilizza il tessuto di altre parti del corpo, come l'addome, la coscia o la schiena, per creare un nuovo seno.
   - **Ricostruzione combinata:** questo approccio combina l'uso di impianti e di tessuto autologo.
   - **Ricostruzione del capezzolo e dell'areola:** dopo la ricostruzione del seno, alcune donne scelgono di ricostruire anche il capezzolo e l'areola per ottenere un aspetto più naturale.
3. Momenti favorevoli alla ricostruzione :
   - **Ricostruzione immediata:** viene eseguita contemporaneamente alla mastectomia. È necessaria una sola operazione, che può essere meno traumatica per alcune donne.

- **Ricostruzione ritardata: viene** effettuata dopo la mastectomia, spesso dopo altri trattamenti come la chemioterapia o la radioterapia.
4. Cosa deve sapere prima di fare il grande passo:
- **Risultati variabili:** i risultati della ricostruzione variano da donna a donna. È importante discutere le aspettative e i possibili risultati con il proprio chirurgo.
- **Possibili complicazioni:** come per qualsiasi intervento chirurgico, ci sono dei rischi associati alla ricostruzione del seno, come infezioni, complicazioni dell'impianto o cicatrici.
- **Sensibilità: la** sensibilità del seno ricostruito può essere diversa da quella del seno originale.
- **Follow-up medico:** anche dopo la ricostruzione, è fondamentale continuare a fare controlli regolari per assicurarsi che il cancro non ritorni.

La decisione di sottoporsi alla ricostruzione del seno dopo un carcinoma mammario è un viaggio intimo e individuale. Con i progressi medici di oggi, le donne hanno più opzioni che mai per ritrovare un senso di appagamento e di benessere dopo una diagnosi di cancro al seno.

Caso 3: Sarcoma:
Una sfida multidisciplinare

I sarcomi sono un gruppo eterogeneo di tumori che si sviluppano nei tessuti connettivi come ossa, muscoli, tendini, cartilagine e grasso. A causa della loro rarità e diversità, la loro gestione richiede un approccio multidisciplinare per garantire il miglior trattamento e follow-up possibile.

1. Caratteristiche del sarcoma:
- **Diversità: i** sarcomi possono insorgere in qualsiasi parte del corpo e ci sono oltre 70 sottotipi istologici.

Questo presenta sfide diagnostiche e terapeutiche specifiche.

- **Raro: i** sarcomi rappresentano solo l'1% circa di tutti i tumori negli adulti, ma sono più comuni nei bambini.
- **Aggressività variabile:** non tutti i sarcomi sono aggressivi. Alcuni possono crescere lentamente e rimanere localizzati, mentre altri sono molto aggressivi e metastatici.

2. L'importanza di un approccio multidisciplinare:

- **Diagnosi accurata:** una diagnosi accurata è fondamentale per determinare il tipo e lo stadio del sarcoma. Ciò richiede una stretta collaborazione tra radiologi, patologi e oncologi.
- **Pianificazione del trattamento : Le** opzioni di trattamento possono includere la chirurgia, la chemioterapia, la radioterapia o una combinazione di questi metodi. Un comitato di specialisti, tra cui chirurghi, oncologi medici e radioterapisti, spesso si riunisce per elaborare un piano personalizzato per ogni paziente.
- **Ricostruzione:** nei casi in cui un sarcoma richiede un intervento chirurgico importante, i chirurghi plastici possono essere chiamati per la ricostruzione, al fine di preservare il più possibile la funzione e l'aspetto.

3. Il ruolo cruciale del monitoraggio :

- **Individuazione precoce della recidiva: i** sarcomi, in particolare le forme aggressive, possono recidivare. Un follow-up regolare con esami di diagnostica per immagini è essenziale per individuare precocemente eventuali recidive.
- **Riabilitazione:** a causa del potenziale impatto sulla funzione (per esempio, se il sarcoma è localizzato vicino a un'articolazione o a un muscolo importante), i pazienti possono aver bisogno di fisioterapia o di altre forme di riabilitazione.
- **Supporto psicologico:** la natura spesso aggressiva del sarcoma, unita alla complessità del suo

trattamento, può avere ripercussioni psicologiche. I servizi di supporto psicologico o di consulenza sono spesso essenziali per aiutare i pazienti a superare queste sfide.

4. Ricerca e sviluppo :

Data la rarità dei sarcomi, la ricerca collaborativa è fondamentale. Le reti e i consorzi internazionali si stanno concentrando sullo sviluppo di nuovi trattamenti e sulla comprensione della biologia dei sarcomi.

La gestione dei sarcomi simboleggia l'importanza di un approccio multidisciplinare all'oncologia. Dalla diagnosi accurata alla pianificazione del trattamento e al follow-up post-trattamento, ogni fase richiede la collaborazione di specialisti dedicati per offrire ai pazienti le migliori possibilità di successo e di qualità di vita.

Capitolo 9

COMUNICAZIONE IN ONCOLOGIA

Le competenze necessarie
per una comunicazione efficace

Nel vasto mondo dell'interazione umana, la comunicazione è la chiave di volta. È attraverso la comunicazione che esprimiamo le nostre esigenze, idee, sentimenti e intenzioni. Quindi, affinché la comunicazione sia veramente efficace, è indispensabile avere una serie di competenze che vanno ben oltre la semplice trasmissione di informazioni. Diamo un'occhiata alle abilità essenziali che deve padroneggiare per una comunicazione veramente efficace.

1. Ascolto attivo :
Prima ancora di parlare, è fondamentale imparare ad ascoltare. L'ascolto attivo richiede un'attenzione totale all'oratore, evitando interruzioni e dando segnali di coinvolgimento, come un cenno del capo o un contatto visivo.

2. Chiarezza e concisione:
La semplicità è spesso il modo migliore per evitare malintesi. È importante formulare i suoi pensieri in modo chiaro e conciso, evitando il gergo inutile o i dettagli superflui.

3. Adattabilità :
Non tutte le persone sono uguali. Sapere come adattare il linguaggio, il tono e l'approccio al suo pubblico significa che il suo messaggio sarà recepito meglio.

4. Empatia :
La capacità di mettersi nei panni dell'altro è fondamentale. Questo ci permette non solo di capire il punto di vista dell'altra persona, ma anche di rispondere in modo appropriato ai suoi sentimenti o alle sue preoccupazioni.

5. Padroneggiare il linguaggio non verbale:
La maggior parte della nostra comunicazione è non verbale. Le espressioni facciali, la postura, il tono di voce e

i gesti possono trasmettere messaggi, a volte più potenti delle parole stesse.

6. Gestire le emozioni :

È fondamentale sapere come gestire le proprie emozioni, soprattutto nelle situazioni di conflitto. Mantenere la calma, evitare la difensiva e riconoscere i propri sentimenti sono passi fondamentali.

7. Formulare domande:

Fare le domande giuste - al momento giusto - può aiutare a chiarire le ambiguità, approfondire una discussione o incoraggiare l'altra persona ad esprimersi ulteriormente.

8. Feedback costruttivo :

Dare e ricevere feedback è un'abilità essenziale. È importante sapere come fornire un feedback in modo costruttivo, concentrandosi su punti specifici ed evitando attacchi personali.

9. Assertività :

Esprimere le sue esigenze, i suoi sentimenti o le sue opinioni in modo rispettoso ma chiaro è un'abilità essenziale. In questo modo si evitano i malintesi e si costruisce la fiducia reciproca.

10. Pazienza :

La pazienza è spesso sottovalutata, ma è fondamentale. Aspettare il momento giusto per parlare, dare all'altra persona il tempo di esprimersi o pensare prima di rispondere sono tutte pratiche che promuovono una comunicazione armoniosa.

Sviluppando e perfezionando queste abilità, potrà costruire relazioni più gratificanti e soddisfacenti, sia a livello professionale che personale. In un mondo in cui la disinformazione e le incomprensioni sono comuni, una comunicazione efficace è più preziosa che mai.

Ostacoli buona comunicazione

La comunicazione è un'abilità che, sebbene naturale, spesso può essere ostacolata da vari ostacoli. Questi ostacoli possono rendere la trasmissione delle informazioni difficile o addirittura impossibile. Possono anche portare a malintesi, frustrazione e conflitti. Identificare queste barriere è il primo passo verso una comunicazione più fluida ed efficace. Ecco una panoramica delle barriere più comuni che impediscono una buona comunicazione:

1. Distrazioni ambientali :
Rumori forti, un ambiente caotico o anche distrazioni visive possono ostacolare la concentrazione, rendendo difficile l'ascolto e la comprensione.

2. Linguaggio non verbale incoerente:
Il linguaggio del corpo, le espressioni facciali e il tono di voce possono trasmettere un messaggio diverso dalle parole utilizzate, creando confusione.

3. Barriere culturali :
Le differenze culturali possono influenzare il modo in cui i messaggi vengono percepiti e interpretati. Gesti o espressioni comuni in una cultura possono essere fraintesi o addirittura offensivi in un'altra.

4. Emozioni forti:
Rabbia, tristezza, eccitazione o stress possono offuscare il messaggio. Quando siamo sopraffatti dalle emozioni, possiamo avere difficoltà ad ascoltare o ad esprimerci chiaramente.

5. Pregiudizi e stereotipi :
Avere idee preconcette o stereotipi su una persona o un gruppo può influenzare il modo in cui riceviamo e interpretiamo i loro messaggi.

6. Scarso ascolto:
Ascoltare passivamente, senza prestare realmente attenzione, è un ostacolo importante alla comunicazione efficace.

7. Sovraccarico di informazioni:
Essere sopraffatti da troppe informazioni in una volta sola può rendere difficile digerire e conservare il messaggio.

8. Uso eccessivo di gergo:
Affidarsi a termini tecnici o specifici del dominio senza spiegarli può escludere coloro che non hanno familiarità con l'argomento.

9. Barriere fisiche :
L'udito, la vista o altre disabilità possono rendere più difficile la comunicazione.

10. Ipotesi e conclusioni affrettate:
Presumere di sapere cosa sta pensando o provando l'altra persona senza verificare può portare a dei malintesi.

11. Mancanza di assertività:
Non esprimere i propri bisogni, sentimenti o opinioni può impedire una comunicazione aperta e onesta.

12. Mentalità chiusa :
Non essere aperti a nuove idee o prospettive può impedire una comprensione autentica e lo scambio di informazioni.

13. Problemi linguistici :
La comunicazione tra persone che parlano lingue o dialetti diversi può presentare sfide evidenti.

Riconoscendo queste barriere ed essendo consapevoli della loro influenza, possiamo lavorare per superarle, adattando il nostro stile di comunicazione e sviluppando competenze per facilitare un'interazione più armoniosa. Ogni sforzo per superare queste barriere ci avvicina a una comunicazione più trasparente, autentica ed efficace.

Discussioni difficili:
annunciare una diagnosi,
una recidiva, la fine della vita...

Trasmettere le notizie, soprattutto quando sono sconvolgenti o inaspettate, è una delle responsabilità più delicate del personale sanitario. Queste discussioni sono particolarmente importanti in oncologia, dove le notizie possono cambiare radicalmente la vita dei pazienti e delle loro famiglie. È essenziale gestire questi scambi con compassione, onestà e sensibilità. Ecco uno sguardo su come affrontare queste difficili discussioni.

1. Preparazione alla conversazione :
È fondamentale prepararsi mentalmente ed emotivamente a questi scambi. Ciò comporta non solo la comprensione di tutti i dettagli medici, ma anche la connessione con il proprio senso di empatia e compassione.

2. Creare l'ambiente giusto:
Scelga un luogo tranquillo, riservato e privo di distrazioni. Si assicuri che il paziente sia a suo agio e abbia tutto il tempo per assimilare le informazioni.

3. Presenza e ascolto attivo :
L'importanza di essere pienamente presenti e attenti non può essere sottovalutata. I pazienti devono sentire che sono la priorità, che i loro sentimenti, le loro domande e le loro preoccupazioni saranno ascoltati.

4. Comunicare in modo chiaro e onesto:
È fondamentale essere diretti, ma anche sensibili. Utilizzi un linguaggio chiaro, eviti il gergo medico complicato e si assicuri che il paziente e la famiglia comprendano le informazioni.

5. Lasciare che il paziente esprima le sue emozioni:
È normale che i pazienti provino una serie di emozioni. Che si tratti di shock, tristezza, rabbia o confusione, permetta loro di esprimersi senza giudicare.

6. Offrire assistenza:

Dopo aver dato la notizia, suggerisca delle risorse per aiutare il paziente ad affrontare la situazione. Ciò potrebbe includere riferimenti a gruppi di sostegno, terapisti o altri specialisti.

7. Coinvolgere la famiglia :

Con il permesso del paziente, può essere utile coinvolgere i familiari in queste discussioni. Possono offrire un sostegno prezioso e possono anche avere le loro domande o preoccupazioni.

8. Fornire opzioni, ove possibile:

Se ci sono opzioni terapeutiche o altre decisioni da prendere, presentarle in modo chiaro e comprensibile. Lasci ai pazienti il tempo e lo spazio necessari per riflettere su queste scelte.

9. Confermare la comprensione:

Dopo aver condiviso le notizie, verificare che il paziente abbia compreso le informazioni. Incoraggiarli a fare domande e a esprimere le loro preoccupazioni.

10. Seguire:

Potrebbe essere necessario un po' di tempo prima che la notizia venga recepita. Fissi un altro appuntamento o una telefonata di follow-up per discutere di ulteriori domande o preoccupazioni.

11. Si prenda cura di sé:

In qualità di professionista sanitario, è essenziale riconoscere l'impatto emotivo che queste conversazioni possono avere su di lei. Se necessario, cerchi un sostegno, attraverso i colleghi, la supervisione o la consulenza.

È essenziale affrontare queste discussioni con compassione, pazienza ed empatia. Anche se la notizia è difficile, il rispetto e la comprensione possono rendere questo processo doloroso più facile per il paziente e la sua famiglia.

Capitolo 10

ASPETTI ETICI IN ONCOLOGIA

Processo decisionale
in situazioni complesse

In campo medico, in particolare in oncologia, i professionisti si trovano spesso di fronte a decisioni complesse che hanno implicazioni importanti per la vita dei pazienti. Queste decisioni possono riguardare scelte terapeutiche, dilemmi etici o situazioni in cui l'esito è incerto. Navigare in queste acque turbolente richiede una combinazione di competenze tecniche, emotive ed etiche.

1. Riconoscere la complessità:
Il primo passo è riconoscere che la situazione è complessa. Ciò significa accettare che potrebbe non esserci una risposta "giusta" e che ogni decisione può avere conseguenze sia positive che negative.

2. Raccolta di informazioni:
Prima di prendere una decisione, è fondamentale raccogliere tutte le informazioni pertinenti. Queste includono i dettagli medici, la storia del paziente, le preferenze del paziente e della famiglia e le risorse disponibili.

3. Valutare le opzioni:
Una volta raccolte tutte le informazioni, si valutano le diverse opzioni disponibili. Ogni opzione deve essere valutata in termini di benefici, rischi, costi e potenziali conseguenze a lungo termine.

4. Consultare e collaborare:
Impegnarsi con altri operatori sanitari, colleghi, team multidisciplinari e, se del caso, con i parenti del paziente. Queste consultazioni possono portare nuove prospettive o informazioni aggiuntive che potrebbero influenzare la decisione.

5. Integrare le preferenze e i valori del paziente:
In medicina, il paziente è al centro delle cure. È quindi essenziale integrare le sue preferenze, i suoi valori e i suoi desideri nel processo decisionale.

6. Riflessione etica :

Alcune situazioni richiedono un'attenta riflessione sulle implicazioni etiche. Queste considerazioni possono includere il benessere del paziente, il rispetto dell'autonomia, la giustizia e il non nuocere.

7. Comunicazione chiara:

È essenziale comunicare la decisione, e il ragionamento che ne è alla base, in modo chiaro e comprensibile al paziente e alla sua famiglia. Questo aiuta a creare fiducia e facilita l'accettazione della decisione.

8. Valutazione continua:

Una volta presa una decisione, è fondamentale valutare continuamente la situazione. Le circostanze possono cambiare, possono emergere nuove informazioni e può essere necessaria una nuova valutazione.

9. Accettare l'incertezza:

In oncologia, come in altre aree della medicina, può esserci un'incertezza intrinseca. Accettare questa incertezza ed essere trasparenti al riguardo con il paziente è fondamentale.

10. Supporto emotivo:

Le decisioni complesse possono avere un impatto emotivo sia sull'operatore sanitario che sul paziente. Si assicuri di cercare un supporto emotivo, se necessario, e di offrirlo al paziente e alla sua famiglia.

11. Auto-riflessione:

Si prenda del tempo per riflettere su decisioni complesse, imparare da ogni situazione e migliorare continuamente le sue capacità decisionali.

Il processo decisionale in situazioni complesse è un'abilità che si sviluppa con il tempo, l'esperienza e la riflessione. Richiede una combinazione di analisi razionale, intuizione, compassione e rispetto per la dignità e l'autonomia del paziente.

Dilemmi etici comuni

In campo medico, e in particolare in oncologia, i dilemmi etici sono onnipresenti. Queste sfide possono sorgere in qualsiasi momento, mettendo alla prova i valori, le convinzioni e la coscienza professionale dei curanti. Ecco una panoramica dei dilemmi etici più comunemente incontrati e le considerazioni che ne sono alla base.

1. Autonomia vs. carità :
   - **Problema:** un paziente rifiuta un trattamento che, secondo il team medico, è nel suo migliore interesse.
   - **Considerazioni:** rispettare il diritto del paziente all'autodeterminazione, cercando di agire per il suo benessere.
2. Informazione completa vs. speranza :
   - **Problema:** fino a che punto un paziente deve essere informato di una prognosi infausta senza perdere la speranza?
   - **Considerazioni:** Equilibrio tra trasparenza e desiderio di proteggere il morale del paziente.
3. Estensione della vita vs. qualità della vita :
   - **Problema:** dovremmo continuare con i trattamenti invasivi che potrebbero prolungare la vita, ma ridurne la qualità?
   - **Considerazioni:** soppesare i benefici rispetto alla potenziale sofferenza.
4. Risorse limitate vs. cure ottimali :
   - **Problema:** come si fa a decidere come allocare risorse limitate, come un farmaco costoso o un accesso limitato a una macchina di imaging?
   - **Considerazioni:** equilibrio tra equità, utilità e necessità.
5. Rispetto dei valori culturali rispetto agli standard medici:
   - **Problema: come** dobbiamo reagire quando le convinzioni culturali o religiose di un paziente sono in conflitto con le raccomandazioni mediche?

- **Considerazioni:** riconoscere l'importanza dei valori individuali, pur rispettando gli standard di cura.
6. Riservatezza vs. protezione degli altri :
   - **Problema:** la riservatezza deve essere interrotta se un paziente rappresenta un rischio per se stesso o per gli altri?
   - **Considerazioni:** Soppesare il diritto alla privacy rispetto al dovere di protezione.
7. Decisioni di fine vita:
   - **Problema:** quando, come e in quali condizioni si dovrebbero interrompere le cure di supporto vitale o introdurre solo misure di conforto?
   - **Considerazioni:** rispettare i desideri del paziente, la sua qualità di vita e le opinioni dei familiari e dell'équipe medica.
8. Ricerca clinica vs. assistenza al paziente :
   - **Problema:** come si possono bilanciare le esigenze della ricerca medica con gli interessi individuali del paziente quando partecipa a una sperimentazione clinica?
   - **Considerazioni:** Assicurare un'informazione completa, il consenso informato e proteggere i diritti del paziente.
9. Le sfide del consenso informato :
   - **Problema:** come possiamo garantire che i pazienti comprendano appieno le implicazioni, i rischi e i benefici di un trattamento o di una procedura?
   - **Considerazioni:** fornire informazioni chiare, lasciare tempo per le domande e valutare la capacità decisionale del paziente.

Ognuno di questi dilemmi richiede un approccio ponderato, bilanciando i principi etici, le esigenze del paziente e le realtà mediche. Impegnarsi in discussioni aperte, oneste e compassionevoli è essenziale per navigare in queste acque delicate.

Consenso informato
e la capacità del paziente

Il consenso informato è una pietra miliare della pratica medica etica e centrata sul paziente. Riconosce e rispetta l'autonomia del paziente, consentendogli di prendere decisioni informate sulla propria salute. Tuttavia, il processo di consenso informato è intrinsecamente legato alla capacità del paziente di comprendere, valutare e decidere. Si tratta di una danza delicata tra il rispetto dei diritti dei pazienti e la garanzia della loro protezione.

1. I fondamenti del consenso informato:
Il consenso informato si basa sul principio che ogni individuo ha il diritto di decidere cosa gli viene fatto dal punto di vista medico. Affinché il consenso sia veramente "informato", il paziente deve :
- Comprendere le informazioni fornite.
- Valutare le opzioni disponibili.
- Decida liberamente, senza costrizioni o influenze indebite.

2. Processo di consenso informato:
- **Informazione:** l'operatore sanitario deve fornire al paziente tutte le informazioni pertinenti riguardanti la diagnosi, la prognosi, le opzioni di trattamento, i rischi, i benefici e le alternative.
- **Comprensione:** è fondamentale assicurarsi che il paziente comprenda tutte queste informazioni. Ciò può comportare la spiegazione di concetti complessi in un linguaggio semplice e accessibile.
- **Decisione:** una volta informati, i pazienti fanno una scelta basata sui loro valori, preferenze e circostanze.

3. Valutare la capacità del paziente:
La capacità si riferisce alla capacità del paziente di comprendere le informazioni fornite, valutare le opzioni e prendere una decisione informata. È specifica per ogni

decisione e può variare a seconda della situazione. Per valutare la capacità, in genere si considera:

- La comprensione della situazione medica da parte del paziente.
- La sua capacità di comprendere le conseguenze delle diverse opzioni.
- La sua capacità di comunicare la sua decisione.

4. Dilemmi sulla capacità:

A volte i pazienti sono ritenuti incapaci di dare il proprio consenso informato, a causa di un deterioramento cognitivo, di una malattia mentale o di altri fattori. In queste situazioni :

- Può essere chiesto a un tutore legale o a un rappresentante medico di dare il consenso per conto del paziente.
- È fondamentale agire sempre nell'interesse del paziente, rispettando il più possibile le sue volontà espresse in precedenza.

5. Consenso informato nei bambini e negli adolescenti:

La capacità dei minori di dare il consenso dipende dalla loro maturità emotiva e intellettuale. Sebbene i genitori o i tutori siano generalmente coinvolti, è fondamentale includere il bambino o l'adolescente nelle discussioni, a seconda del suo livello di comprensione.

6. Rifiuto del trattamento:

Un paziente capace di intendere e di volere ha il diritto di rifiutare il trattamento, anche se ciò avviene contro il parere del medico. In queste situazioni, è fondamentale assicurarsi che il paziente comprenda le conseguenze della sua scelta.

Il consenso informato non è semplicemente una formalità o una firma su un documento. È un processo dinamico che richiede una comunicazione aperta, onesta e bidirezionale tra l'operatore sanitario e il paziente. Rispettando l'autonomia del paziente e riconoscendo le sfumature della capacità, gli assistenti possono offrire un'assistenza che sia eticamente valida e centrata sul paziente.

Capitolo 11

ONCOLOGIA PEDIATRICA

Differenze chiave
tra tumori pediatrici e adulti

Il cancro è una malattia complessa che varia molto a seconda dell'individuo e dell'età. I tumori pediatrici, benché rari rispetto a quelli dell'adulto, presentano caratteristiche distinte che li differenziano su diversi livelli. Comprendere queste differenze è essenziale per garantire un'assistenza ottimale per ogni gruppo di età.

1. Tipi di cancro:
   - **Pediatrico:** le leucemie (in particolare la leucemia linfoblastica acuta) sono le più comuni nei bambini. Altri tumori comuni sono i tumori cerebrali, il neuroblastoma, il sarcoma di Ewing e l'osteosarcoma.
   - **Adulti:** I carcinomi (tumori a cellule epiteliali) predominano negli adulti, come il cancro ai polmoni, al seno, alla prostata e al colon.
2. Cause e fattori di rischio:
   - Tumori **pediatrici:** Le cause dei tumori pediatrici restano in gran parte sconosciute. Le mutazioni genetiche congenite e alcune malattie ereditarie possono aumentare il rischio.
   - **Adulti:** L'esposizione a fattori ambientali (tabacco, alcol, raggi UV) e alcune abitudini di vita sono le cause principali. Anche la storia familiare può avere un ruolo.
3. Crescita e propagazione :
   - **Pediatria:** i tumori infantili tendono a progredire rapidamente, ma in genere rispondono meglio alla chemioterapia.
   - **Adulti:** Possono progredire più lentamente, ma possono essere più resistenti ad alcuni trattamenti. Hanno anche maggiori probabilità di metastatizzare.

4. Posizione :
- **Pediatrico: i** tumori pediatrici si trovano spesso in parti del corpo in crescita, come le ossa e il sistema nervoso centrale.
- **Adulti:** Spesso si localizzano in organi o tessuti specifici, come i polmoni, la prostata o il seno.

5. Approccio terapeutico :
- **Pediatria: i** bambini richiedono dosaggi specifici e un attento monitoraggio degli effetti collaterali. Il loro trattamento è spesso centralizzato in centri specializzati.
- **Adulti: Il** trattamento è più vario e può essere somministrato in base allo stadio della malattia, alle co-morbilità e all'età del paziente.

6. Conseguenze a lungo termine :
- **Pediatria: i** bambini hanno un'aspettativa di vita più lunga dopo il trattamento, ma possono essere esposti a effetti collaterali a lungo termine, come problemi di crescita, problemi di fertilità o altri tumori in età adulta.
- **Adulti: Le** conseguenze a lungo termine sono generalmente associate all'età, alle co-morbilità e agli effetti collaterali specifici del trattamento.

7. Tasso di sopravvivenza :
- **Pediatria:** in generale, il tasso di sopravvivenza dei tumori pediatrici è superiore a quello degli adulti, grazie anche a una migliore risposta al trattamento.
- **Adulti:** Sebbene molti tumori dell'adulto abbiano un buon tasso di sopravvivenza se individuati precocemente, altri possono avere una prognosi meno favorevole a causa della loro natura aggressiva o della diagnosi tardiva.

Sebbene i tumori pediatrici e quelli dell'adulto condividano lo stesso nome 'cancro', esistono differenze significative in termini di tipo, causa, trattamento e prognosi. Una comprensione approfondita di queste distinzioni è essenziale per garantire che ogni paziente, a prescindere dall'età, riceva un'assistenza adeguata.

Il ruolo dell'infermiere
con i bambini e le loro famiglie

In pediatria, gli infermieri si occupano non solo del bambino, ma anche della sua famiglia. Il loro ruolo va ben oltre la semplice somministrazione di farmaci o il monitoraggio dei segni vitali. Spesso diventano un pilastro di sostegno, una fonte di informazioni e un collegamento tra la famiglia e l'équipe medica.

1. Valutazione e assistenza clinica:
L'infermiera valuta regolarmente lo stato di salute del bambino, monitora i sintomi, somministra i trattamenti e si assicura che il bambino sia il più confortevole possibile.

2. Educazione e informazione:
Fornisce informazioni chiare e comprensibili sulla malattia, sul trattamento e sull'assistenza domiciliare. Questa educazione aiuta i genitori a comprendere meglio la situazione, a partecipare attivamente all'assistenza e a prendere decisioni informate.

3. Sostegno emotivo:
Di fronte alla malattia di un bambino, le emozioni possono essere elevate. L'infermiera offre un sostegno emotivo sia al bambino che alla famiglia, aiutandoli a gestire i sentimenti di paura, incertezza e tristezza.

4. Difesa del bambino:
L'infermiera difende i diritti del bambino, assicurandosi che le sue esigenze siano soddisfatte e che la sua voce sia ascoltata, anche se è troppo piccolo per esprimersi.

5. Collaborazione con il team medico:
L'infermiera svolge un ruolo centrale nel team di cura, comunicando le preoccupazioni, le osservazioni e le

esigenze del bambino e della sua famiglia agli altri professionisti della salute.

6. Facilitare le dinamiche familiari:
Riconoscendo che ogni famiglia ha le proprie dinamiche ed esigenze, l'infermiere aiuta a facilitare le interazioni familiari positive e a sostenere la famiglia nel suo insieme.

7. Supporto alla transizione:
Che si tratti del ritorno a casa dall'ospedale o del trasferimento da un reparto all'altro, l'infermiere svolge un ruolo cruciale nel garantire che la transizione avvenga nel modo più fluido possibile.

8. Promuovere l'autonomia:
A seconda dell'età del bambino, l'infermiera incoraggia l'autonomia e l'indipendenza, aiutando il bambino a partecipare alle sue cure e a comprendere la sua malattia.

9. Assistenza nelle situazioni difficili:
Nei momenti più dolorosi, come l'annuncio di una diagnosi grave o la fine della vita, l'infermiere offre sostegno, compassione e assistenza al bambino e alla sua famiglia.

10. Rinvio alle risorse:
L'infermiera può consigliare gruppi di sostegno, terapie o altre risorse per aiutare la famiglia ad affrontare la situazione e a trovare sostegno al di fuori dell'ospedale.

Il ruolo dell'infermiere pediatrico è vasto e multidimensionale. Stabilendo un rapporto di fiducia con il bambino e la sua famiglia, l'infermiere fornisce continuità di assistenza, sostegno emotivo ed educazione, migliorando il benessere generale del bambino e accompagnando la famiglia nelle sfide della malattia.

Sfide specifiche
Cure palliative in pediatria

Di fronte alla malattia grave di un bambino, le cure palliative pediatriche presentano sfide particolari, spesso più toccanti e complesse di quelle che si incontrano nelle cure palliative per adulti. L'obiettivo di questa assistenza è offrire al bambino la migliore qualità di vita possibile, sostenendo al contempo la famiglia in un periodo di dolore e incertezza.

1. Affrontare l'ingiustizia:
La morte imminente o la malattia incurabile di un bambino è spesso percepita come contraria all'ordine naturale delle cose, il che intensifica il sentimento di ingiustizia e di impotenza tra i familiari e gli assistenti.

2. Comunicazione delicata:
Spiegare una malattia grave o una prognosi infausta a un bambino richiede una particolare finezza. Deve presentare i fatti in modo adeguato alla loro età e alla loro capacità di comprensione, preservando al contempo la loro innocenza.

3. Sostegno ai genitori:
I genitori provano una profonda angoscia di fronte alla sofferenza o alla perdita imminente di un figlio. Aiutarli a superare questa tempesta emotiva, incoraggiandoli al contempo a partecipare alle decisioni sulla loro assistenza, è una sfida importante.

4. Tenere conto dei fratelli e delle sorelle:
I fratelli possono sentirsi trascurati o incompresi. È fondamentale includerli nel processo, rispondere alle loro domande e offrire loro un sostegno emotivo.

5. Valutazione del dolore:
I bambini, soprattutto quelli molto piccoli, possono avere difficoltà ad esprimere il loro dolore. Una corretta valutazione e gestione del loro disagio richiede un'attenzione e una competenza particolari.

6. Decisioni etiche:
In alcuni casi, è necessario prendere decisioni difficili sul proseguimento o sull'interruzione del trattamento. Queste decisioni hanno conseguenze di vasta portata e richiedono una comunicazione trasparente e compassionevole tra l'équipe medica e la famiglia.

7. Prepararsi alla fine della vita:

Creare un ambiente sereno, dignitoso e confortevole per il bambino malato terminale è essenziale. Questo può includere rituali, la presenza di persone care o l'incorporazione di simboli e ricordi.

8. Sostegno dopo la perdita :

Il periodo successivo alla morte di un bambino è cruciale. I genitori e la famiglia hanno bisogno di sostegno per affrontare il lutto e l'équipe medica stessa può avere bisogno di aiuto per elaborare le proprie emozioni.

9. Formazione specializzata:

Gli assistenti palliativi pediatrici hanno bisogno di competenze specifiche per soddisfare le esigenze uniche di questi bambini e delle loro famiglie.

10. Risorse limitate:

In molti sistemi sanitari, le risorse dedicate alle cure palliative pediatriche sono limitate, il che può limitare le opzioni disponibili per il trattamento e il supporto.

Le cure palliative pediatriche sono una vocazione impegnativa ed emotivamente intensa. Nonostante le numerose sfide, l'obiettivo rimane quello di garantire che ogni bambino riceva un'assistenza compassionevole, personalizzata e di qualità, sostenendo la sua famiglia durante e dopo questo momento difficile.

Capitolo 12

ASSISTENZA DOMICILIARE E ASSISTENZA AMBULATORIALE

La crescente importanza dell'assistenza fuori dall'ospedale

Con l'evoluzione dei sistemi sanitari, una tendenza emergente è che sempre più cure vengono erogate al di fuori del tradizionale contesto ospedaliero. Questa transizione verso l'assistenza ambulatoriale o domiciliare presenta notevoli vantaggi, ma solleva anche delle sfide. Vediamo la crescente importanza di questo approccio.

1. Demografia e bisogni dei pazienti:
Con l'invecchiamento della popolazione e la crescente prevalenza di malattie croniche, la richiesta di assistenza regolare e a lungo termine è in aumento. Tuttavia, la gestione di queste malattie in ospedale per un lungo periodo non è né pratica né efficace dal punto di vista dei costi.

2. Costo ed efficacia :
L'assistenza a domicilio o in ambulatorio può spesso essere meno costosa di un ricovero ospedaliero prolungato. Questo libera le risorse ospedaliere per i casi più acuti o per quelli che richiedono cure specialistiche.

3. Qualità di vita del paziente:
Poter ricevere le cure in un ambiente familiare può migliorare il benessere del paziente, ridurre lo stress e facilitare il recupero. Inoltre, evita i rischi associati alle lunghe degenze ospedaliere, come le infezioni nosocomiali.

4. Progressi tecnologici :
Le innovazioni tecnologiche consentono oggi di monitorare, diagnosticare e persino trattare i pazienti a distanza. La telemedicina, ad esempio, consente di consultare gli specialisti senza che il paziente debba viaggiare.

5. Continuità delle cure:
L'assistenza ambulatoriale favorisce un approccio olistico, in cui il paziente viene visto come un tutt'uno, integrando la sua famiglia e il suo ambiente sociale. Questo favorisce un

migliore coordinamento tra gli operatori sanitari e una transizione agevole tra i diversi livelli di assistenza.

6. Responsabilità del paziente:

Ricevere assistenza a casa o imparare a gestire una malattia cronica al di fuori di una struttura medica incoraggia l'autonomia e la responsabilità del paziente.

7. Ridurre la congestione ospedaliera:

Con gli ospedali spesso sovraffollati, lo spostamento di alcuni servizi o trattamenti in ambulatori o a domicilio può contribuire ad alleviare la congestione e a dare priorità ai casi più urgenti.

8. Sostegno alla famiglia:

Evitando lunghe degenze ospedaliere, i pazienti possono beneficiare del sostegno diretto della famiglia e degli amici più stretti, che è essenziale per il loro benessere emotivo.

9. Cambiamenti nella formazione medica:

Gli operatori sanitari sono sempre più formati per fornire assistenza al di fuori dell'ambiente ospedaliero, rafforzando la capacità dei sistemi sanitari di soddisfare questa crescente domanda.

10. Sfide logistiche :

Sebbene i vantaggi siano molti, l'assistenza extraospedaliera non è priva di sfide. Bisogna garantire la sicurezza del paziente, assicurare una comunicazione efficace tra gli assistenti e garantire l'accesso alle attrezzature e ai farmaci necessari.

Man mano che le esigenze della popolazione cambiano e la tecnologia continua ad evolversi, è probabile che l'assistenza extraospedaliera diventi sempre più importante. Se ben orchestrata, questa transizione può portare a una migliore qualità dell'assistenza, a una maggiore efficienza e a una migliore esperienza del paziente.

Adattare i protocolli e pratiche

I protocolli medici e le pratiche cliniche sono le basi dell'assistenza sanitaria e garantiscono la sicurezza, la qualità e la coerenza delle cure fornite ai pazienti. Tuttavia, in un ambiente medico in costante evoluzione, è essenziale rivedere e adattare regolarmente questi protocolli. Diamo un'occhiata più da vicino a questa necessità di adattamento e ai problemi che la riguardano.

1. Sviluppi della conoscenza scientifica:
La ricerca medica progredisce a rotta di collo, scoprendo nuovi trattamenti, approcci e conoscenze. I protocolli devono essere aggiornati per riflettere questi progressi e garantire che i pazienti ricevano le cure più aggiornate.

2. Introduzione di nuove tecnologie:
L'avvento di nuove tecnologie, come dispositivi medici innovativi o strumenti di telemedicina, richiede una formazione adeguata e l'aggiornamento delle pratiche per garantire un uso sicuro ed efficace.

3. Feedback:
Il feedback degli operatori sanitari e dei pazienti può rivelare aree di miglioramento nei protocolli esistenti. Questo prezioso feedback consente di perfezionare le pratiche per soddisfare meglio le esigenze dei pazienti.

4. Variabilità demografica:
Le popolazioni stanno cambiando in termini di età, diversità etnica ed esigenze sanitarie. I protocolli devono essere adattati per soddisfare le esigenze specifiche di queste popolazioni variegate.

5. Questioni economiche :
I vincoli di bilancio possono richiedere modifiche ai protocolli per massimizzare l'efficacia dell'assistenza, pur rispettando i limiti finanziari.

6. Vigilanza normativa:
Le leggi e le normative mediche si evolvono, talvolta

imponendo nuovi standard o criteri che i protocolli devono rispettare.

7. Crisi sanitarie:

Situazioni come la pandemia COVID-19 richiedono un rapido adattamento dei protocolli per affrontare problemi medici urgenti e inaspettati.

8. Approcci individualizzati:

Con l'affermarsi della medicina personalizzata, i protocolli devono essere sufficientemente flessibili da consentire un'assistenza personalizzata per ogni paziente, pur mantenendo gli standard di qualità.

9. Collaborazione interdisciplinare:

La medicina moderna favorisce un approccio collaborativo. I protocolli devono quindi essere concepiti per incoraggiare la cooperazione tra le specialità mediche.

10. Istruzione e formazione:

Ogni volta che un protocollo viene modificato, la formazione degli operatori sanitari è fondamentale per garantire un'attuazione efficace e coerente.

L'adattamento dei protocolli e delle pratiche è una parte fondamentale per garantire che l'assistenza sanitaria sia pertinente ed efficace. Ciò richiede un monitoraggio costante, una reattività ai nuovi sviluppi e un impegno a mettere il paziente al centro di tutte le decisioni. In un mondo medico in continua evoluzione, questa flessibilità e l'impegno per il miglioramento continuo sono più che mai cruciali.

Vantaggi e sfide assistenza domiciliare

Con l'evoluzione del sistema sanitario, l'assistenza domiciliare sta guadagnando popolarità e sta diventando una solida alternativa all'assistenza ospedaliera tradizionale per molti pazienti. Questa forma di assistenza ha molti vantaggi, ma comporta anche delle sfide uniche.

Diamo un'occhiata più da vicino alle due facce di questa medaglia.

Vantaggi :
1. Comfort del paziente :
    I pazienti sono assistiti in un ambiente familiare
    ambiente familiare, che può ridurre lo stress e l'ansia
        spesso associati alla degenza in ospedale.
2. Assistenza personalizzata:
    L'assistenza può essere adattata alle esigenze individuali esigenze individuali, tenendo conto dell'ambiente e dello stile di vita del paziente.
ambiente e dello stile di vita del paziente.
3. Riduzione dei costi:
    L'assistenza domiciliare può spesso costare meno dell'assistenza ospedaliera dell'assistenza ospedaliera, sia per i pazienti che per i sistemi sanitari. e per i sistemi sanitari.
4. Minore esposizione alle infezioni:
    Evitando l'ambiente ospedaliero, i pazienti possono
    ridurre il rischio di infezioni nosocomiali
    infezioni nosocomiali.
5. Sostegno alla famiglia :
    L'assistenza domiciliare consente un maggiore coinvolgimento della coinvolgimento della famiglia, rafforzando la rete di supporto del paziente rete di supporto.

6. Continuità delle cure:
    L'assistenza domiciliare può fornire una transizione più agevole tra il ricovero in ospedale e il ritorno alla vita normale, garantendo vita, garantendo la continuità dell'assistenza.

Sfide :
1. Accesso alle attrezzature e alle tecnologie:
    La casa del paziente potrebbe non essere attrezzata con le tecnologie mediche avanzate tecnologie mediche avanzate disponibili ospedale.
2. Sorveglianza medica :
    Al di fuori di un ambiente ospedaliero, può essere difficile difficile fornire una supervisione medica costante monitoraggio.
3. Formazione e competenze :
    Non tutti gli operatori sanitari sono necessariamente formati o a proprio agio nel fornire assistenza a domicilio, assistenza domiciliare.
4. Comunicazione :
    Il coordinamento tra le varie parti coinvolte (medici, infermieri, terapisti) può essere più complicato a casa.   complicato a casa che in ospedale.
5. Emergenze mediche :
    In caso di complicazioni o emergenze, il tempo di per trasportare un paziente da casa all'ospedale può da casa all'ospedale può essere un problema.
6. Sicurezza :
    Gli operatori sanitari possono affrontare problemi di sicurezza quando visitano case sconosciute.
case sconosciute.
7. Isolamento :
    Sebbene la casa sia confortevole, alcuni possono sentirsi isolati se non ricevono visite regolari da parte di familiari o amici.
L'assistenza domiciliare offre una fantastica opportunità per migliorare la qualità dell'assistenza e soddisfare le esigenze individuali dei pazienti. Tuttavia, per massimizzare l'efficacia e ridurre al minimo i rischi, è essenziale affrontare questa assistenza con una pianificazione attenta e una formazione adeguata.

Capitolo 13

DIVERSITÀ CULTURALE IN ONCOLOGIA

Comprendere le differenze culturali e il loro impatto sull'assistenza

Nel mondo globalizzato di oggi, la diversità culturale è un ospite sempre più frequente nelle strutture sanitarie. Questo mosaico di tradizioni, credenze e pratiche ha una profonda influenza sul modo in cui le persone si avvicinano alla malattia, alla guarigione e, più in generale, alle loro interazioni con gli operatori sanitari. Comprendere queste sfumature è fondamentale se vogliamo offrire un'assistenza di alta qualità, appropriata e rispettosa di ogni paziente.

Ogni cultura ha le proprie convinzioni su cosa provoca la malattia, come deve essere trattata e chi deve essere coinvolto nel processo di cura. Ad esempio, in alcune culture la malattia può essere vista come una punizione divina o come il risultato di uno squilibrio energetico. Altrove, i rimedi tradizionali o i rituali spirituali possono essere utilizzati per integrare, o addirittura sostituire, i trattamenti medici convenzionali.

Le differenze culturali possono anche influenzare il modo in cui il dolore e la sofferenza vengono percepiti, come vengono espressi e come devono essere gestiti. Mentre alcuni vedono l'espressione aperta del dolore come un segno di debolezza, altri la considerano un modo legittimo di chiedere aiuto o attenzione.

Queste differenze si estendono anche alle relazioni interpersonali e alle aspettative sul ruolo di chi assiste. In alcune culture, il medico è visto come un'autorità indiscussa, mentre in altre è visto più come un partner nel processo di cura. Allo stesso modo, questioni come il contatto visivo, la vicinanza fisica e il modo in cui vengono poste le domande possono essere percepite in modo molto diverso nei vari contesti culturali.

La mancata considerazione di queste variazioni culturali può portare a incomprensioni, perdita di fiducia o assistenza meno efficace. I pazienti possono sentirsi incompresi, svalutati o addirittura stigmatizzati. Nei casi peggiori, possono persino rinunciare a un trattamento vitale.

Ma riconoscere la diversità culturale non significa solo evitare errori. È anche un'enorme opportunità. Integrando questa diversità nel loro approccio alle cure, gli operatori sanitari possono stabilire una relazione più profonda e significativa con i pazienti, favorendo una maggiore collaborazione e una migliore aderenza ai trattamenti offerti. L'ascolto, la formazione continua e la curiosità sono tutti strumenti per sviluppare una solida competenza culturale.

La ricchezza delle diverse culture è un tesoro che gli operatori sanitari devono custodire e comprendere. È abbracciando pienamente questa diversità che possiamo offrire un'assistenza veramente olistica, rispettosa e personalizzata.

Adattare la comunicazione e le azioni per tenere conto della diversità.

Al centro della relazione terapeutica c'è la comunicazione, pietra miliare di un'assistenza efficace e della soddisfazione del paziente. In un ambiente sempre più cosmopolita, l'arte di comunicare con pazienti di culture, background e credenze diverse sta diventando cruciale. Sapere come adattare la comunicazione e gli interventi per tenere conto di questa diversità culturale non è solo un'abilità essenziale, ma anche un profondo segno di rispetto per ogni paziente.

In primo luogo, è essenziale riconoscere che ogni individuo ha un insieme unico di credenze, valori ed esperienze. Anche all'interno della stessa cultura, possono esserci variazioni significative. Pertanto, occorre evitare un approccio stereotipato o generalizzato. Adotti invece un atteggiamento di apprendimento continuo, ascolto attivo e apertura mentale.

Il primo passo verso una comunicazione appropriata è l'auto-riflessione. È essenziale che gli operatori sanitari si prendano il tempo di riconoscere i propri pregiudizi, valori e credenze, per evitare proiezioni involontarie sul paziente. È anche utile ricevere una formazione regolare sulla competenza culturale, per tenersi aggiornati sulle sfumature e le sottigliezze specifiche di ogni cultura.

Un altro aspetto cruciale sono le competenze linguistiche. Quando il paziente non parla correntemente la lingua dell'assistente, l'uso di interpreti professionisti può essere prezioso. Non si tratta solo di tradurre le parole, ma anche le sfumature, le emozioni e le intenzioni. Questo assicura che il paziente comprenda appieno le informazioni e le raccomandazioni, sentendosi ascoltato e rispettato.

Quando si eseguono procedure mediche, è essenziale tenere conto delle convinzioni culturali del paziente. Per esempio, alcune culture possono avere delle riserve su alcune procedure chirurgiche o trasfusioni di sangue. In questi casi, una discussione aperta e rispettosa con il paziente e la sua famiglia può spesso portare a un compromesso o a un'alternativa accettabile per tutte le parti.

Anche i rituali e le pratiche culturali possono influenzare il modo in cui il paziente desidera ricevere le cure. Alcuni possono preferire preghiere o rituali prima di un'operazione, mentre altri possono avere preferenze alimentari specifiche. Tenere conto di questi elementi e incorporarli il più possibile nel piano di assistenza costruisce la fiducia e l'adesione del paziente.

Adattare la comunicazione e gli interventi alla diversità culturale è un viaggio, un'esplorazione continua delle profondità dell'umanità. È un impegno verso l'eccellenza nell'assistenza, una promessa di vedere ogni paziente non come una casella da spuntare, ma come un individuo unico, con le proprie esigenze, aspirazioni e storie.

Risorse e formazione per l'assistenza culturalmente competente

Nel vasto mondo dell'assistenza sanitaria, l'assistenza culturalmente competente sta rapidamente diventando una necessità. I medici che comprendono e rispettano le credenze, i valori e le tradizioni culturali dei loro pazienti sono meglio equipaggiati per fornire un'assistenza di qualità e costruire relazioni di fiducia. Fortunatamente, esistono molte risorse e corsi di formazione progettati per rafforzare questa abilità essenziale. Diamo un'occhiata ad alcuni di questi percorsi per un'assistenza culturalmente sensibile.

- Formazione specializzata in competenze culturali:
  - Molti istituti e università offrono moduli o programmi dedicati alla formazione sulla competenza culturale. In genere, questi corsi mirano a fornire agli operatori sanitari gli strumenti per identificare e superare le barriere culturali, nonché per sviluppare una comunicazione efficace con i pazienti provenienti da contesti diversi.
- Seminari e workshop:
  - Partecipare a workshop o seminari organizzati da associazioni professionali o

gruppi specializzati può essere un modo eccellente per acquisire conoscenze pratiche su argomenti specifici legati alla diversità culturale.

- Guide e manuali:
  - Esistono molti manuali che forniscono una panoramica dettagliata delle diverse culture, delle loro credenze sanitarie, delle pratiche e delle aspettative degli assistenti. Queste risorse sono preziose per anticipare e comprendere le esigenze specifiche di ciascun gruppo culturale.
- Programmi di mentoring :
  - Trovare un mentore con esperienza nella competenza culturale può offrire un apprendimento personalizzato. Il mentoring consente uno scambio diretto di esperienze, sfide e soluzioni nell'assistenza culturalmente competente.
- Risorse online :
  - Con la proliferazione delle tecnologie digitali, oggi sono disponibili molti moduli di formazione online. Questi corsi di e-learning spesso offrono flessibilità, consentendo ai professionisti di apprendere al proprio ritmo.
- Reti e associazioni :
  - Può essere utile aderire ad associazioni dedicate alla salute multiculturale o a reti di professionisti con una maggiore sensibilità culturale. Queste piattaforme incoraggiano la condivisione di informazioni, strategie e buone prassi.
- Scambi interculturali :
  - I programmi di scambio possono offrire un'immersione diretta in un'altra cultura, consentendo una comprensione e un apprezzamento profondi delle sfumature culturali.

- Interazione con le comunità locali:
    - Partecipare agli eventi comunitari, ai gruppi di discussione o ai forum le permette di entrare in contatto diretto con vari gruppi culturali, di ascoltare le loro preoccupazioni e di capire le loro esigenze.

La ricerca di un'assistenza culturalmente competente è un impegno continuo. Richiede una mente aperta, la volontà di imparare e la passione di offrire la migliore assistenza possibile a ogni paziente, indipendentemente dal suo retaggio culturale. Con le risorse e la formazione disponibili, gli operatori sanitari possono attrezzare e arricchire le loro pratiche per soddisfare le esigenze di tutti nel nostro mondo diversificato.

Capitolo 14

FORMAZIONE E TUTORAGGIO

Percorsi di sviluppo della carriera in oncologia

La specialità dell'oncologia offre un'infinità di opportunità agli operatori sanitari che desiderano sviluppare la propria carriera. In quanto disciplina dinamica e in costante evoluzione, l'oncologia non solo offre l'opportunità di sviluppare conoscenze e competenze cliniche, ma anche di esplorare una varietà di ruoli e responsabilità a seconda delle aspirazioni individuali. Ecco una panoramica dei diversi percorsi di carriera disponibili in oncologia:

- Specializzazione nel sottocampo oncologico :
    - **Oncologia medica**: si concentra sulla chemioterapia e su altri trattamenti farmacologici.
    - **Oncologia chirurgica**: si concentra sugli interventi chirurgici per rimuovere i tumori.
    - **Oncologia radiologica o radioterapia**: specializzazione nel trattamento del cancro mediante radiazioni.
    - **Oncologia pediatrica: trattamento dei** tumori nei bambini e negli adolescenti.
- Infermiera clinica specializzata in oncologia :
    - Con un'ulteriore formazione, l'infermiere può diventare un infermiere clinico specializzato, svolgendo un ruolo cruciale nella valutazione, nella pianificazione e nell'attuazione dell'assistenza oncologica.
- Ricerca oncologica :
    - Per coloro che hanno una passione per la scienza e l'innovazione, una carriera nella ricerca sul cancro può essere un'opzione. Ciò può comportare studi clinici, ricerca traslazionale o ricerca di base.

- Gestione e amministrazione :
  - Il ruolo di manager o amministratore in oncologia prevede la supervisione delle operazioni, la gestione delle risorse umane e la garanzia della qualità delle cure.
- Istruzione e formazione :
  - Diventare educatore o formatore in oncologia le consente di formare la prossima generazione di operatori sanitari, sia attraverso la formazione continua, sia attraverso seminari o all'interno di istituzioni accademiche.
- Consulenza genetica in oncologia:
  - Con l'affermarsi della medicina personalizzata, i consulenti genetici svolgono un ruolo chiave nell'identificare i rischi genetici per il cancro e nel consigliare i pazienti e le loro famiglie.
- Cure palliative e di supporto:
  - Questa specializzazione si concentra sulla qualità di vita dei pazienti, trattando il dolore, i sintomi e lo stress del cancro.
- Psico-oncologia :
  - La psico-oncologia si concentra sugli aspetti psicologici del cancro, offrendo supporto emotivo e interventi terapeutici ai pazienti e alle loro famiglie.
- Farmacia oncologica :
  - I farmacisti specializzati in oncologia svolgono un ruolo essenziale nella gestione dei farmaci, nella consulenza sulle interazioni farmacologiche e nell'educazione dei pazienti.
- Consulenza e advocacy :
  - Alcuni professionisti scelgono di diventare consulenti, consigliando su aspetti specifici dell'oncologia, o sostenitori dei pazienti, lavorando per migliorare la politica e la pratica del cancro.

Come campo medico, l'oncologia offre una gamma impressionante di opportunità per i professionisti che desiderano ampliare i propri orizzonti, approfondire le proprie competenze e fare una differenza significativa nella vita dei pazienti. Ogni percorso offre le proprie sfide e ricompense, ma tutti sono uniti da un obiettivo comune: migliorare la cura del cancro e la qualità di vita dei pazienti.

L'importanza del mentoring per i nuovi professionisti

Il passaggio da studente a professionista è un viaggio affascinante, spesso irto di incertezze, scoperte e sfide inaspettate. Per i nuovi professionisti di qualsiasi disciplina, la transizione può essere sia esaltante che sconcertante. È qui che entra in gioco il ruolo prezioso del mentoring, che fornisce una bussola a coloro che si avventurano nel vasto mondo professionale.

Il cuore del mentoring è la relazione tra mentore e mentee. Si tratta di un rapporto dinamico basato sulla fiducia, sulla guida e sull'esperienza condivisa. Il mentore, spesso un professionista esperto, non offre solo conoscenze tecniche, ma anche consigli validi, suggerimenti pratici e, soprattutto, una prospettiva basata su anni di pratica ed esperienza.

L'importanza del mentoring si basa su diversi pilastri essenziali:
- **Apprendimento accelerato**: con il mentoring, i nuovi professionisti possono evitare gli errori più comuni, comprendere più rapidamente le sfumature del loro lavoro e adottare le migliori prassi fin dall'inizio. Non si tratta di reinventare la ruota, ma di utilizzare l'esperienza accumulata per andare avanti in modo efficace.

- **Rafforzamento della fiducia**: avventurarsi in un campo sconosciuto può generare dubbi e incertezze. Il sostegno di un mentore rassicura il mentee, incoraggiandolo a prendere l'iniziativa, a fare domande e a sviluppare la sua fiducia professionale.
- **Rete professionale**: un buon mentore può anche introdurre il mentee in una rete professionale, aprendo le porte a opportunità, collaborazioni e avanzamenti di carriera.
- **Sviluppo personale**: oltre alle competenze professionali, il mentoring può svolgere un ruolo chiave nello sviluppo personale del mentee. Può trattarsi di imparare a gestire lo stress, a bilanciare la vita professionale e quella personale o a sviluppare le capacità di leadership.
- **Feedback costruttivo**: uno degli aspetti più preziosi del mentoring è la capacità del mentore di fornire un feedback onesto e premuroso, aiutando il mentee a identificare i suoi punti di forza e le aree di miglioramento.
- **Continuità delle competenze**: il mentoring assicura anche che le competenze e le conoscenze vengano trasmesse da una generazione all'altra, garantendo la continuità e l'evoluzione del know-how professionale.

Il mentoring è molto più di una semplice guida professionale. È una partnership arricchente che forma, ispira e spinge i nuovi professionisti ad altezze che altrimenti avrebbero ritenuto irraggiungibili. Investendo nel mentoring, investiamo non solo nel futuro di un individuo, ma anche nella longevità e nell'eccellenza di un'intera professione.

Formazione continua
e opportunità di specializzazione

Nel mondo in continua evoluzione della salute, della tecnologia e della scienza, tenersi aggiornati non è solo essenziale per la competenza professionale, ma è anche un imperativo etico. Le opportunità di formazione continua e di specializzazione svolgono un ruolo centrale nel soddisfare questa esigenza.

La formazione continua è molto più di un semplice aggiornamento delle proprie conoscenze. Rappresenta un impegno verso l'eccellenza, una sete di miglioramento continuo e il riconoscimento che l'apprendimento non si ferma mai, indipendentemente dall'anzianità o dalla competenza in un determinato campo. Offre ai professionisti :

- **Aggiornamento delle competenze**: con i progressi della tecnologia, le nuove ricerche e le modifiche normative, è essenziale aggiornare regolarmente le competenze per fornire la migliore assistenza e il miglior servizio possibile.
- **Riabilitazione professionale**: la formazione continua consente ai professionisti di adattare o riorientare il proprio percorso professionale in risposta alle mutevoli esigenze del mercato o agli interessi personali.
- **Networking**: partecipare a corsi di formazione, seminari o workshop è anche un'opportunità preziosa per fare rete, scambiare idee e collaborare con colleghi ed esperti di diversa provenienza.
- **Accreditamento e certificazione**: in molti settori, la formazione continua è un requisito per mantenere l'accreditamento, la licenza o la certificazione, garantendo così la credibilità e il riconoscimento professionale.

Le opportunità di specializzazione, invece, consentono ai professionisti di approfondire le proprie competenze in nicchie o aree di interesse specifiche. Questo comporta una serie di vantaggi:

- **Competenza approfondita**: la specializzazione le consente di acquisire una competenza approfondita, che può portarla a essere riconosciuta come esperta del settore.
- **Opportunità di carriera**: gli specialisti sono spesso ricercati per posizioni specifiche, consulenze o ruoli di leadership.
- **Contributi significativi**: con una specializzazione, i professionisti possono dare un contributo significativo all'avanzamento del loro campo, sia attraverso la ricerca, l'innovazione o la formazione.

Infine, va sottolineato che la formazione continua e la specializzazione non sono percorsi lineari. Le opportunità di formazione possono ispirare nuove specializzazioni e viceversa. Si tratta di un viaggio di apprendimento continuo che riflette passione, dedizione e impegno verso l'eccellenza. In un mondo in rapida evoluzione, abbracciare le opportunità di formazione continua e di specializzazione non è solo una necessità, ma un privilegio che arricchisce le carriere, la professionalità e, in ultima analisi, la qualità dei servizi offerti alla società.

Capitolo 15

SFIDE LOGISTICHE E ORGANIZZATIVO

Gestione degli orari e flussi di pazienti

In campo medico, e in particolare in oncologia, una gestione efficace degli orari e dei flussi dei pazienti è fondamentale per garantire un'erogazione ottimale delle cure. Influenza non solo la soddisfazione e il benessere del paziente, ma anche la produttività del team di cura. Il raggiungimento di questo equilibrio spesso delicato richiede un approccio strutturato, flessibile e incentrato sul paziente.

La pianificazione, in quanto tale, è come una coreografia complessa. Prende in considerazione :
- **Previsioni**: Analizzare i dati storici per anticipare gli afflussi, tenendo conto delle variazioni stagionali, dei giorni della settimana e di eventuali epidemie o emergenze.
- **Flessibilità**: adattare rapidamente le risorse, sia in termini di personale, di locali disponibili o di attrezzature, per soddisfare le esigenze che cambiano.
- **Definizione delle priorità**: identificare quali pazienti necessitano di un trattamento urgente e quali possono aspettare, senza compromettere la qualità dell'assistenza.

Il flusso di pazienti, invece, si riferisce al modo in cui i pazienti si muovono attraverso le varie fasi della loro assistenza. Una gestione efficace comporta :
- **Accoglienza**: garantire un'accoglienza calorosa e informativa all'arrivo, riducendo lo stress del paziente e facilitando la prima fase della sua assistenza.
- **Guida**: indirizzare i pazienti in modo efficiente verso le unità o gli specialisti giusti per ridurre al minimo i tempi di attesa.

- **Coordinamento**: garantire che tutti i professionisti coinvolti nella cura del paziente - infermieri, medici, tecnici, ecc. - siano informati e sincronizzati.
- **Follow-up**: garantire che ogni paziente riceva le informazioni necessarie per le fasi successive, che si tratti di un altro appuntamento, di un ricovero o di un follow-up a casa.

Inoltre, le **moderne tecnologie**, come i sistemi elettronici di gestione degli appuntamenti e le applicazioni di telecomunicazione, possono aiutare a ottimizzare questi processi, offrendo maggiore visibilità e flessibilità.

Tuttavia, è fondamentale ricordare che dietro ogni appuntamento, ogni programma e ogni flusso, c'è un paziente, una persona con preoccupazioni, speranze ed esigenze. La chiave per una gestione di successo sta nel bilanciare l'efficienza operativa con la compassione, assicurando che ogni paziente non sia trattato solo come un numero, ma come un individuo unico che merita rispetto, attenzione e cure di qualità.

Innovazioni tecnologiche nella gestione dei reparti di oncologia

La tecnologia avanza a rotta di collo e il settore medico, in particolare l'oncologia, non fa eccezione a questa rivoluzione. Questi progressi non si limitano solo ai trattamenti, ma stanno anche trasformando il modo in cui vengono gestiti i servizi oncologici, creando un migliore coordinamento, una maggiore efficienza e una migliore assistenza per i pazienti.

- **Cartelle cliniche elettroniche (EMR)**: Il passaggio dalle cartelle cliniche cartacee ai sistemi elettronici ha facilitato l'accesso rapido alle informazioni del paziente, gli scambi tra specialisti e l'aggiornamento continuo. Consentono un'assistenza coordinata e personalizzata, evitando la duplicazione di esami e interazioni farmacologiche.

- **Telemedicina**: grazie alle consultazioni virtuali, i pazienti possono beneficiare dell'esperienza di specialisti, anche se geograficamente distanti. Questo è particolarmente vantaggioso per coloro che vivono in zone rurali o che hanno difficoltà a viaggiare.
- **Imaging medico avanzato**: innovazioni come la tomografia a emissione di positroni (PET) e la risonanza magnetica multiparametrica forniscono immagini più precise, facilitando la diagnosi precoce e il monitoraggio dei tumori.
- **Intelligenza Artificiale (AI)**: l'AI può aiutare ad analizzare rapidamente grandi volumi di dati, facilitando la diagnosi, la previsione del rischio e persino la pianificazione del trattamento. Gli algoritmi possono rilevare sfumature nelle immagini mediche che spesso sono invisibili a occhio nudo.
- **Tecnologie indossabili e applicazioni sanitarie**: orologi, braccialetti e altri dispositivi connessi possono monitorare parametri come la frequenza cardiaca, i livelli di ossigeno nel sangue e la temperatura in tempo reale. Questi dati, trasmessi agli operatori sanitari, possono aiutare ad anticipare e gestire le complicazioni.
- **Piattaforme di gestione integrata   delle cure**: questi sistemi facilitano la comunicazione tra tutti i soggetti coinvolti in un percorso di cura oncologico - chirurghi, oncologi, radiologi, infermieri, eccetera - garantendo un'assistenza completa e coordinata. - per garantire un'assistenza completa e coordinata.
- **Sistemi di pianificazione e simulazione**: in campi come la radioterapia, si utilizzano software avanzati per simulare il trattamento, al fine di ottimizzare la dose erogata al tumore risparmiando i tessuti sani.

- **Formazione e simulazioni virtuali**: la realtà virtuale e aumentata offrono ai professionisti piattaforme per la formazione, la simulazione di operazioni o gesti tecnici e la familiarizzazione con situazioni complesse senza rischi per il paziente.

Nonostante tutti questi progressi tecnologici, è essenziale tenere presente che la tecnologia è uno strumento al servizio delle persone. Deve essere utilizzata in modo etico, garantendo la protezione dei dati e mantenendo il paziente al centro di tutte le decisioni. La combinazione di competenze umane e innovazione tecnologica è la chiave per plasmare il futuro dell'oncologia.

Coordinamento con altri dipartimenti e le specialità mediche

La natura complessa e multidimensionale dell'oncologia richiede una stretta collaborazione con diversi reparti e specialità mediche. Questa interazione assicura che i pazienti ricevano un'assistenza completa che soddisfi sia le loro esigenze mediche che la loro qualità di vita.

- **Chirurgia**: il trattamento del cancro spesso richiede un intervento chirurgico per rimuovere un tumore. La stretta collaborazione con il reparto di chirurgia assicura una transizione fluida dalla diagnosi all'operazione, e poi al recupero e all'assistenza post-operatoria.
- **Radiologia**: i radiologi svolgono un ruolo centrale nella diagnosi e nel monitoraggio dei tumori e nella pianificazione del trattamento. L'imaging medico viene utilizzato per valutare le dimensioni, la posizione e l'evoluzione dei tumori.
- **Ematologia**: per i tumori del sangue come la leucemia o il linfoma, l'interazione con gli ematologi è

essenziale per sviluppare e monitorare i protocolli di trattamento.

- **Patologia**: i patologi analizzano i campioni di tessuto per confermare la natura maligna delle cellule e definire il tipo esatto di cancro, informazioni fondamentali per determinare il trattamento appropriato.
- **Farmacia**: La collaborazione con i farmacisti assicura che i farmaci, in particolare gli agenti chemioterapici, siano somministrati correttamente, monitorando le interazioni farmacologiche e gestendo gli effetti collaterali.
- **Cure palliative**: Quando il cancro è in fase avanzata, l'attenzione si concentra sull'alleviamento dei sintomi e sul miglioramento della qualità di vita, richiedendo una stretta collaborazione con i team di cure palliative.
- **Psicologia e psichiatria**: la lotta contro il cancro è tanto mentale quanto fisica. Gli psicologi e gli psichiatri forniscono un supporto emotivo ai pazienti e alle loro famiglie, aiutandoli a gestire l'ansia, la depressione e lo stress associati alla malattia.
- **Nutrizione**: l'alimentazione gioca un ruolo chiave nel benessere dei pazienti oncologici. La collaborazione con i nutrizionisti aiuta ad affrontare le sfide alimentari più comuni, come la perdita di appetito o la nausea.
- **Fisioterapia e riabilitazione**: dopo un intervento chirurgico o un trattamento importante, i pazienti possono aver bisogno di riabilitazione per recuperare la mobilità o la funzionalità, rendendo essenziale la collaborazione con i fisioterapisti.
- **Servizi sociali**: sostenere i pazienti e le loro famiglie nelle sfide non mediche, come la logistica, le finanze e l'accesso alle cure.
- **Altre specialità**: a seconda del tipo e della localizzazione del tumore, possono essere coinvolti

altri specialisti, come gastroenterologi, polmonologi, endocrinologi, ecc.

Il coordinamento tra questi diversi servizi richiede canali di comunicazione aperti, conferenze multidisciplinari regolari e cartelle cliniche condivise. È questo approccio integrato e olistico che assicura che ogni paziente riceva la migliore assistenza possibile, su misura per le sue esigenze specifiche.

Capitolo 16

L'IMPATTO DELLA DELLA TECNOLOGIA IN ONCOLOGIA

L'emergere della telemedicina e le sue implicazioni

La telemedicina è una rivoluzione nel modo in cui vengono fornite le cure mediche, utilizzando le tecnologie dell'informazione e della comunicazione per fornire consulenze a distanza, spesso in tempo reale. In oncologia, come in molte altre aree della medicina, la telemedicina offre una moltitudine di vantaggi, ma pone anche alcune sfide.

- **Miglioramento dell'accesso alle cure**: la telemedicina consente ai pazienti che vivono in aree remote, dove l'accesso agli specialisti in oncologia può essere limitato, di ricevere consultazioni di alta qualità e cure di follow-up senza dover percorrere lunghe distanze. Questo riduce i costi, i tempi di viaggio e lo stress associato alle visite mediche.
- **Monitoraggio in tempo reale**: le tecnologie consentono il monitoraggio continuo dei pazienti, in particolare di quelli che ricevono un trattamento a casa. I dispositivi connessi possono trasmettere dati vitali, consentendo agli operatori sanitari di agire rapidamente in caso di problemi.
- **Risparmi per il sistema sanitario**: riducendo la necessità di appuntamenti faccia a faccia, si riducono i costi associati alle visite in ospedale. Inoltre, la gestione precoce delle complicazioni con la telemedicina può evitare costose ospedalizzazioni.
- **Formazione e mentoring**: Gli operatori sanitari possono beneficiare di sessioni di formazione a distanza, di webinar e di tutoraggio, offrendo loro un maggiore accesso alle competenze e alle risorse educative.
- **Sfide tecnologiche**: sebbene la telemedicina offra molti vantaggi, richiede anche una solida infrastruttura tecnologica. Le aree rurali o

sottosviluppate potrebbero non avere una connettività adeguata, limitando i benefici della telemedicina.

- **Problemi di riservatezza**: la trasmissione di dati medici sensibili via Internet pone problemi di sicurezza e riservatezza. È indispensabile garantire che le informazioni del paziente siano protette contro le violazioni dei dati.
- **Complessità interpersonali**: il contatto faccia a faccia gioca un ruolo cruciale nello stabilire la fiducia tra paziente e professionista sanitario. La telemedicina può rendere questo rapporto meno personale, il che può influire sulla qualità della comunicazione.
- **Sviluppi normativi**: con l'ascesa della telemedicina, molti Paesi e regioni hanno dovuto adattare o creare regolamenti per disciplinare questa nuova forma di prestazione sanitaria. Ciò include la legittimità delle consultazioni a distanza, la copertura assicurativa e le questioni relative alle licenze per i medici che esercitano oltre confine.
- **Integrazione nei flussi di lavoro**: l'integrazione della telemedicina nei flussi di lavoro ospedalieri esistenti richiede formazione e adattamento sia per gli operatori sanitari che per i pazienti.

L'emergere della telemedicina in oncologia rappresenta un'opportunità entusiasmante per migliorare l'accesso alle cure e modernizzare la gestione dei pazienti. Tuttavia, è essenziale navigare con attenzione, assicurando che la qualità delle cure sia mantenuta e che le sfide siano affrontate.

Strumenti tecnologici al servizio del paziente

L'era digitale ha portato un'ondata di innovazioni nel settore medico, rendendo l'assistenza ai pazienti più efficiente, personalizzata e accessibile. In oncologia, questi progressi stanno avendo un impatto considerevole, non solo in termini di diagnosi e trattamento, ma anche nel modo in cui i pazienti vivono il loro percorso medico. Diamo un'occhiata a come questi strumenti tecnologici sono al servizio dei pazienti oncologici oggi:

- **Applicazioni mobili dedicate**: Sono state sviluppate numerose applicazioni per aiutare i pazienti a monitorare il loro trattamento, a gestire i loro appuntamenti medici, a registrare i loro sintomi o anche a ottenere informazioni sulla loro condizione. Queste applicazioni spesso offrono promemoria per l'assunzione di farmaci, consigli sulla gestione degli effetti collaterali e uno spazio per annotare le domande da porre durante le visite.
- **Portali per i pazienti**: Queste piattaforme online consentono ai pazienti di accedere alle loro cartelle cliniche, di comunicare direttamente con i loro team sanitari, di consultare i risultati degli esami e di programmare gli appuntamenti. Questo dà ai pazienti un maggiore senso di autonomia e controllo.
- **Dispositivi connessi**: che si tratti di monitorare i segni vitali, i livelli di glucosio o altri parametri, gli indossabili e altri dispositivi connessi offrono un monitoraggio in tempo reale, consentendoci di anticipare e reagire rapidamente in caso di complicazioni.
- **Realtà virtuale**: utilizzata in alcuni centri, la realtà virtuale può aiutare a distrarre i pazienti durante trattamenti lunghi o scomodi. Può anche essere uno

strumento terapeutico, ad esempio per gestire l'ansia o il dolore.

- **Telemedicina**: come accennato in precedenza, la telemedicina consente consultazioni a distanza, il che è particolarmente vantaggioso per chi vive lontano dai centri specializzati.
- **Intelligenza artificiale (AI)**: l'AI è sempre più utilizzata per aiutare a interpretare le immagini mediche, migliorando l'accuratezza della diagnosi. Può anche aiutare a personalizzare i trattamenti, prevedendo la risposta del paziente a una terapia specifica.
- **Chatbot medici**: questi assistenti virtuali possono rispondere alle domande più frequenti, guidare i pazienti attraverso le fasi del trattamento o persino fornire consigli sulla gestione degli effetti collaterali.
- **Stampa 3D**: che si tratti di creare protesi su misura o di modellare un tumore in 3D prima dell'intervento chirurgico, la stampa 3D ha trovato numerose applicazioni in oncologia.
- **Piattaforme educative e di supporto**: molti siti web e forum dedicati offrono ai pazienti una ricchezza di informazioni e una comunità di supporto dove possono condividere le loro esperienze e ricevere consigli.

L'integrazione di queste tecnologie nel percorso di cura del paziente oncologico non solo ha migliorato la qualità e l'efficienza dell'assistenza, ma ha anche rafforzato il ruolo attivo del paziente nella propria cura. Tuttavia, è fondamentale garantire che questi strumenti siano utilizzati in modo etico e sicuro, mettendo sempre al primo posto l'interesse del paziente.

Prospettive future : intelligenza artificiale, realtà virtuale e altre innovazioni

Nel mondo in costante evoluzione della medicina, e più specificamente dell'oncologia, le innovazioni tecnologiche giocano un ruolo decisivo. Questi progressi promettono di ridefinire il modo in cui vengono fornite le cure, di personalizzare i trattamenti e di migliorare la qualità di vita dei pazienti. Diamo un'occhiata più da vicino ad alcune di queste prospettive per il futuro, che stanno già plasmando il volto dell'oncologia moderna.

- Intelligenza artificiale (AI) in oncologia:
    - **Diagnosi precoce**: grazie all'AI, la capacità di individuare i tumori in fase iniziale potrebbe aumentare in modo significativo. Gli algoritmi possono analizzare le immagini mediche con estrema precisione, spesso superando quella degli esseri umani.
    - **Prevedere la progressione della malattia**: l'AI può aiutare a modellare il modo in cui un cancro specifico potrebbe progredire, consentendo interventi più tempestivi.
    - **Trattamento personalizzato**: I sistemi basati sull'AI potrebbero prevedere come un paziente specifico risponderà a un trattamento, consentendo un'assistenza veramente personalizzata.
- Realtà virtuale e aumentata:
    - **Formazione medica**: i chirurghi possono eseguire operazioni oncologiche complesse in un ambiente virtuale, prima di eseguirle su pazienti reali.
    - **Gestione del dolore e dell'ansia**: le esperienze immersive possono aiutare a distogliere l'attenzione dei pazienti dal dolore o

dallo stress durante le procedure o i trattamenti invasivi.

- Terapie geniche e   terapie personalizzate :
  - Comprendendo il genoma di un paziente o di un tumore, è possibile sviluppare trattamenti su misura che mirano specificamente alle anomalie genetiche responsabili del cancro.
- Nano-medicina :
  - Le nanoparticelle possono essere utilizzate per indirizzare e distribuire i farmaci direttamente nelle cellule tumorali, riducendo gli effetti collaterali sulle cellule sane.
- La robotica nella chirurgia :
  - I robot assistiti possono eseguire interventi chirurgici con maggiore precisione, riducendo al minimo i danni ai tessuti sani e accelerando il recupero.
- Bioprinting :
  - L'uso della stampa 3D per creare tessuto biologico ha il potenziale di rivoluzionare l'innesto e la ricostruzione post-operatoria in oncologia.
- Piattaforme di monitoraggio del paziente connesse:
  - I dispositivi indossabili possono monitorare continuamente i segni vitali e altri indicatori, consentendo un intervento precoce in caso di complicazioni.
- Telemedicina avanzata :
  - Oltre   ai consulti a distanza, la telemedicina potrebbe includere procedure assistite a distanza, in cui uno specialista guida un professionista sanitario locale attraverso gli interventi.

Ognuna di queste innovazioni promette di trasformare l'oncologia, offrendo una nuova speranza e una migliore qualità di vita ai pazienti. Tuttavia, è essenziale affrontare questi progressi con cautela, assicurando che l'etica medica sia rispettata e che l'accesso alle nuove tecnologie sia equo per tutti i pazienti, indipendentemente dalle loro condizioni.

Capitolo 17

PROSPETTIVE FUTURE

Innovazioni in oncologia:
Cosa ci riserva il futuro

L'oncologia, la disciplina medica dedicata alla prevenzione, alla diagnosi, al trattamento e al monitoraggio del cancro, sta vivendo una grande rivoluzione grazie alle innovazioni tecnologiche e scientifiche. Questi progressi stanno facendo superare i limiti di ciò che pensavamo fosse possibile e offrono una rinnovata speranza a milioni di pazienti in tutto il mondo. Diamo uno sguardo alle principali innovazioni che potrebbero definire il futuro dell'oncologia.

- Immunoterapia e terapie mirate:
    - Le terapie mirate, che colpiscono mutazioni genetiche specifiche nelle cellule tumorali, offrono trattamenti più precisi con meno effetti collaterali. Inoltre, l'immunoterapia, che stimola il sistema immunitario del paziente a combattere il cancro, ha mostrato risultati promettenti, in particolare per i tumori tradizionalmente resistenti.
- Sequenziamento del genoma e medicina personalizzata:
    - Il sequenziamento genomico consente di identificare le mutazioni specifiche presenti in ogni tumore, portando a trattamenti su misura per ogni paziente. Questo approccio ultra-personalizzato dovrebbe aumentare le possibilità di successo del trattamento.
- Realtà virtuale (VR) e realtà aumentata (AR):
    - Queste tecnologie possono migliorare la formazione dei chirurghi e aiutare a pianificare operazioni complesse. Inoltre, offrono strumenti per gestire il dolore e l'ansia dei pazienti, immergendoli in ambienti rilassanti durante il trattamento.
- Intelligenza artificiale (AI) e apprendimento automatico:

- L'AI può analizzare enormi insiemi di dati per identificare schemi che sarebbero impossibili da rilevare per un essere umano. Questo può migliorare la diagnosi, prevedere la progressione della malattia e personalizzare i trattamenti.
- Terapie geniche e CRISPR :
  - Le terapie che mirano direttamente al DNA o all'RNA delle cellule tumorali, grazie in particolare alle tecnologie di editing genico come CRISPR, potrebbero offrire cure per alcuni tipi di cancro.
- Microbioma e cancro :
  - La crescente comprensione del ruolo del microbioma (tutti i microrganismi presenti nel nostro corpo) nella salute e nella malattia potrebbe portare ad approcci terapeutici che modificano questo microbioma per combattere il cancro.
- Nano-medicina :
  - Le nanoparticelle possono indirizzare e consegnare i farmaci direttamente alle cellule tumorali, offrendo una precisione senza pari e riducendo gli effetti collaterali.
- Terapie combinatorie :
  - Utilizzando diversi trattamenti in tandem, i medici possono aumentare l'efficacia complessiva e ridurre la possibilità che il cancro sviluppi una resistenza.
- Innovazioni nella radioterapia :
  - Le nuove tecniche, come la protonterapia, colpiscono i tumori con maggiore precisione, riducendo al minimo i danni ai tessuti sani circostanti.
- Connettività e assistenza a distanza :
  - La telemedicina, combinata con dispositivi di monitoraggio del paziente connessi, potrebbe consentire un monitoraggio costante e un intervento rapido, offrendo assistenza nel comfort della propria casa.

Queste e altre innovazioni promettono un futuro brillante per l'oncologia. La sfida principale sarà quella di garantire che questi progressi siano accessibili a tutti, indipendentemente dalla loro situazione geografica o socio-economica, e che siano integrati nel processo di trattamento in modo etico e centrato sul paziente.

Il ruolo dell'infermiere nella ricerca clinica

Al centro dell'evoluzione dell'assistenza medica, alla frontiera tra scienza e compassione, si trova la ricerca clinica, un campo in cui gli infermieri si sono gradualmente ritagliati un posto innegabile e fondamentale. Storicamente vista come una professione dedicata principalmente all'assistenza diretta, l'assistenza infermieristica ha aperto le sue ali per abbracciare le sfide e il potenziale della ricerca clinica, rafforzando il suo ruolo poliedrico nel panorama medico.

A diretto contatto con i pazienti, gli infermieri sono spesso il volto della ricerca clinica. Sono loro a spiegare, rassicurare e sostenere i pazienti in ogni fase di una sperimentazione clinica. Questa vicinanza al paziente conferisce agli infermieri una prospettiva unica, fondamentale per l'attuazione corretta ed etica degli studi. Non si tratta solo di somministrare un trattamento o di seguire un protocollo alla lettera, ma di comprendere e anticipare le esigenze e le reazioni dei pazienti e di garantire il loro comfort e la loro sicurezza.

Ma la missione dell'infermiere di ricerca non si ferma qui. Oltre a somministrare l'assistenza, svolge un ruolo chiave nella raccolta dei dati, assicurandosi che ogni informazione sia accurata, pertinente e affidabile. Questa affidabilità è essenziale, perché è su questi dati che si basano i futuri progressi medici. Le loro osservazioni meticolose, le loro note dettagliate, sono le pietre miliari delle scoperte che miglioreranno l'assistenza per le generazioni future.

La ricerca clinica è anche irta di sfide etiche. E ancora una volta, gli infermieri sono in prima linea. Nel loro ruolo di difensori degli interessi del paziente, devono garantire che il consenso non sia solo informato, ma anche dato liberamente. Assicurano che ogni paziente sia trattato con dignità, rispetto e comprensione, garantendo così l'integrità dell'intero processo di ricerca.

Infine, gli infermieri contribuiscono attivamente alla progettazione e al miglioramento dei protocolli di ricerca. La loro esperienza pratica quotidiana, l'intuizione e il know-how infermieristico possono suggerire aggiustamenti o approcci innovativi che rendono la ricerca più efficace o più umana.

È questa confluenza di competenze, compassione e curiosità che rende gli infermieri un pilastro essenziale della ricerca clinica. Abbracciando questo aspetto della loro professione, gli infermieri continuano a dimostrare che il loro ruolo va ben oltre l'assistenza diretta, estendendosi al cuore dell'innovazione medica.

Sviluppo professionale continuo

Nel mondo dinamico e in continua evoluzione della medicina, dove ogni giorno emergono nuove scoperte, tecniche e approcci, lo sviluppo professionale continuo (CPD) non è solo una scelta, ma una necessità imperativa. Per gli infermieri di oncologia, come per tutti gli operatori sanitari, il CPD è la garanzia di una pratica aggiornata, pertinente e focalizzata sulla sicurezza e sul benessere del paziente.

Il CPD è un impegno, una promessa fatta non solo a se stessi come professionisti, ma anche ai pazienti, ai colleghi e alla società nel suo complesso. È un impegno a non smettere mai di imparare, adattarsi e migliorare, indipendentemente dall'anzianità o dall'esperienza.

Il processo di CPD comprende molto di più della semplice acquisizione di nuove competenze o conoscenze. Si tratta di un approccio olistico che mira a migliorare le competenze, le attitudini e i comportamenti. Ciò include la partecipazione a corsi di formazione, la lettura di articoli e pubblicazioni pertinenti, la partecipazione a conferenze, ma anche la condivisione di conoscenze con i colleghi, la riflessione sulla pratica personale e l'adattamento di conseguenza.

Per gli infermieri di oncologia, i vantaggi del CPD sono molteplici:

- **Miglioramento dell'assistenza ai pazienti:** Tenendosi aggiornati sugli ultimi progressi e raccomandazioni, gli infermieri possono offrire un'assistenza all'avanguardia basata sulle ultime evidenze, garantendo i migliori risultati possibili per i loro pazienti.
- **Realizzazione professionale:** padroneggiare nuove abilità, tecniche o conoscenze aumenta la fiducia e la soddisfazione sul lavoro, aiutando a prevenire il burnout.
- **Collaborazione interdisciplinare:** condividendo le proprie conoscenze e imparando da altre specialità, gli infermieri rafforzano i legami interprofessionali, incoraggiando un approccio collaborativo all'assistenza.
- **Riconoscimento professionale:** dimostrare un impegno nel CPD può aprire le porte a nuove

opportunità di carriera, sia nella leadership che nell'insegnamento o nella ricerca.

- **Adattabilità:** in un ambiente medico che sta cambiando a rotta di collo, essere proattivi nel proprio sviluppo professionale assicura una migliore preparazione ai cambiamenti e alle sfide future.

Lo sviluppo professionale continuo è più di un viaggio, è uno stato d'animo. Per gli infermieri impegnati, è un patto rinnovato ogni giorno per offrire il meglio di sé, al servizio dei pazienti e della propria vocazione.

Capitolo 18

RISORSE
E
RIFERIMENTI

Organizzazioni
e associazioni professionali

Nel complesso mondo della medicina, e in particolare nel campo dell'oncologia, le organizzazioni e le associazioni professionali svolgono un ruolo importante. Questi organismi forniscono supporto, risorse e rappresentanza ai loro membri, agendo come fari nel panorama spesso tumultuoso dell'assistenza sanitaria.

Le organizzazioni professionali variano in termini di portata, con alcune che hanno una portata internazionale e altre che si concentrano su questioni nazionali, regionali o addirittura specifiche. Ma a prescindere dalle loro dimensioni o dal loro campo d'azione, condividono obiettivi comuni:

- **Formazione e istruzione:** offre opportunità di formazione continua, workshop, conferenze e simposi per aiutare i suoi membri a rimanere aggiornati nel loro campo.
- **Ricerca:** molti di loro sostengono o conducono direttamente studi e ricerche per far progredire il campo dell'oncologia.
- **Advocacy:** queste organizzazioni rappresentano i loro membri davanti agli organi legislativi e governativi e ai responsabili delle decisioni, sostenendo politiche favorevoli e difendendo i diritti e gli interessi degli operatori sanitari e dei pazienti.
- **Networking:** forniscono piattaforme in cui i professionisti possono scambiare, collaborare e condividere le loro esperienze e conoscenze.
- **Risorse:** guide pratiche, articoli, newsletter e altri materiali sono spesso messi a disposizione per supportare i membri nella loro pratica quotidiana.
- **Riconoscimento:** queste associazioni possono offrire certificazioni o distinzioni, riconoscendo

l'eccellenza e la competenza all'interno della professione.

Alcune organizzazioni e associazioni emblematiche nel campo dell'oncologia potrebbero includere:
- L'Organizzazione europea per la ricerca e il trattamento del cancro (EORTC)
- La Società americana di oncologia clinica (ASCO)
- La Società francese di oncologia (SFO)
- La Società Internazionale degli Infermieri in Assistenza al Cancro (ISNCC)

Per l'infermiere oncologico, partecipare attivamente a queste organizzazioni può offrire una moltitudine di vantaggi, dall'arricchimento professionale alla creazione di legami duraturi con colleghi di tutto il mondo. Riunendo le persone intorno a un obiettivo comune, queste associazioni rafforzano la professione nel suo complesso, contribuendo al miglioramento continuo dell'assistenza oncologica.

Libri e pubblicazioni consigliati

Per ogni professionista sanitario che lavora nel complesso mondo dell'oncologia, la letteratura specialistica è una risorsa inestimabile. Offre conoscenze approfondite, casi pratici, scoperte recenti e molte altre informazioni essenziali. Ecco una selezione di libri e pubblicazioni particolarmente consigliati agli infermieri di oncologia:

Opere fondamentali :
- **"Oncologia per l'infermiera"** di Jeanne Phillips: un manuale completo che copre i fondamenti dell'assistenza oncologica, dalle basi biologiche del cancro agli approcci terapeutici.

- **"Guide pratique de l'infirmière en oncologie"** di Laura Ollier: una risorsa indispensabile che copre le specificità del ruolo infermieristico nell'assistenza ai pazienti oncologici.
- **"Gestione del dolore in oncologia"** di Marie-Claire Groheux: questo libro esamina le strategie di valutazione e gestione del dolore nei pazienti oncologici.

Riviste specializzate:

- **"Journal of Clinical Oncology**: pubblicata dalla Società Americana di Oncologia Clinica, questa rivista è una fonte importante di articoli di ricerca, recensioni e commenti nel campo dell'oncologia.
- **"Cancer Nursing Practice"**: incentrata sulla pratica infermieristica in oncologia, questa rivista affronta le sfide e le questioni che la professione deve affrontare, offrendo al contempo casi di studio e approcci innovativi.

Risorse sulla comunicazione e l'etica :

- **"Conversazioni difficili in medicina"** di Elaine Stavert: una guida per affrontare discussioni delicate con i pazienti e le loro famiglie, dagli annunci diagnostici alla pianificazione delle cure di fine vita.
- **"Etica in oncologia: un approccio pratico"** di Isabelle Martel: questo libro esamina i dilemmi etici che si incontrano comunemente in oncologia e suggerisce strategie per affrontarli.

Risorse per l'innovazione :

- **"Tecnologia e innovazione in oncologia"** di Sylvain Delafontaine: un'esplorazione dei recenti progressi tecnologici in oncologia e del loro impatto sulla pratica clinica.

Guide pratiche :

- **"Farmacologia in oncologia: una guida per gli infermieri"** di Corinne Bruna: un libro di riferimento sui farmaci utilizzati in oncologia, i loro meccanismi d'azione, gli effetti collaterali e la somministrazione.

- **"Soins palliatifs en oncologie : approche infirmière"** di Claire Deschamps: una guida completa all'assistenza dei malati terminali, incentrata sul comfort, la dignità e il sostegno.

Ogni libro o pubblicazione di questo elenco è una miniera di informazioni, consigli e competenze. Insieme, forniscono una panoramica completa dell'oncologia, armando gli infermieri con le conoscenze e le competenze necessarie per fornire la migliore assistenza possibile ai loro pazienti.

Fonti web per l'aggiornamento continuo

Con la rapida evoluzione dei trattamenti e dei protocolli oncologici, è fondamentale per gli infermieri e gli altri operatori sanitari rimanere informati. Le fonti web sono un modo efficace per accedere alle ultime notizie, ricerche e raccomandazioni. Ecco un elenco di fonti web affidabili per gli aggiornamenti continui sull'oncologia:

- Organizzazioni professionali e istituti di ricerca:
    - Società americana di oncologia clinica (ASCO): www.asco.org
    - Un'organizzazione leader che pubblica regolarmente raccomandazioni, linee guida e aggiornamenti sui trattamenti oncologici.
    - Organizzazione Mondiale della Sanità (OMS) - Sezione Cancro : www.who.int
    - Informazioni sulla prevalenza del cancro, sulle politiche globali e sulle linee guida per l'assistenza.
    - Istituto Nazionale del Cancro francese (INCa): www.e-cancer.fr
    - Fornisce risorse, studi e notizie sul cancro in Francia.

- Forum e comunità professionali:
    - Società Infermieristica Oncologica (ONS) : www.ons.org
    - Una piattaforma dedicata agli infermieri di oncologia che offre formazione, notizie e un forum per lo scambio di idee con i colleghi.
    - **Cura del cancro**: www.cancercare.org
    - Offre webinar, formazione e risorse per i professionisti.
- Portali di riviste e di ricerca:
    - **PubMed** : www.ncbi.nlm.nih.gov/pubmed
    - Un database fondamentale per gli articoli scientifici di medicina, con una sezione dedicata all'oncologia.
    - **ClinicalTrials.gov** :
    www.clinicaltrials.gov
    - Segua gli ultimi studi clinici in oncologia.
- Risorse per i pazienti e il pubblico in generale:
    - **Cancer.Net**: www.cancer.net
    - Fornisce informazioni sul cancro, notizie e risorse per i pazienti e le loro famiglie, ma è utile anche per i professionisti.
- Banche dati farmaceutiche :
    - **Medscape Oncology** : www.medscape.com/oncology
    - Notizie mediche, articoli e risorse farmacologiche dedicate all'oncologia.
- Tecnologia e innovazione :
    - **Oncology Times**: www.oncology-times.com
    - Mette in evidenza le ultime innovazioni, ricerche e notizie in campo oncologico.

La consultazione regolare di questi siti e l'iscrizione alle loro newsletter o ai loro avvisi consentirà agli infermieri e agli operatori sanitari di tenersi aggiornati sui progressi, le scoperte e i dibattiti attuali nel campo dell'oncologia.

- Organizzazioni professionali e centri di ricerca:
  - Istituto Nazionale del Cancro francese (INCa): www.e-cancer.fr
    - Un punto di riferimento fondamentale per informazioni, ricerche e notizie sul cancro in Francia.
  - Fondazione ARC per la ricerca sul cancro: www.fondation-arc.org
    - Questa fondazione fornisce informazioni sugli ultimi progressi nella ricerca sul cancro.
  - Société Francophone d'Onco-Gériatrie (SFOG): www.sfog.fr
    - Un'organizzazione dedicata all'onco-geriatria, che combina l'assistenza agli anziani con il trattamento del cancro.
- Portali di riviste e di ricerca:
  - **Oncologia**: www.jle.com/fr/revues/onc/
    - Una rivista medica incentrata sull'oncologia, con un'ampia gamma di articoli e studi.
  - **Informazioni sul cancro** : www.info-cancer.ca
    - Una grande quantità di informazioni sui diversi tipi di cancro, sui trattamenti e sulle notizie correlate.
- Forum e comunità professionali:
  - **OncoSuisse** : www.oncosuisse.ch
    - Una piattaforma svizzera dedicata ai professionisti dell'oncologia. Offre formazione, notizie e un forum di scambio.

- Risorse per i pazienti e il pubblico in generale:
    - Lega contro il cancro: www.ligue-cancer.net
    - Offre un'ampia gamma di informazioni per i pazienti, ma è utile anche per i professionisti grazie alle notizie e alle varie risorse.
- Database farmaceutici e notizie:
    - **CancerOuvert** : www.cancerouvert.fr
    - Un database di notizie e informazioni dedicate all'oncologia. Si concentra sulle nuove terapie.
- Reti professionali :
    - Associazione Francofona dei Servizi Oncologici di Supporto (AFSOS): www.afsos.org
    - Questa associazione si concentra sull'assistenza di supporto in oncologia e offre formazione, raccomandazioni e notizie.

Queste risorse sono essenziali per tutti i professionisti che desiderano tenersi aggiornati sui progressi dell'oncologia nel mondo francofono. Le consigliamo di consultarle regolarmente e di iscriversi alle loro newsletter o ai loro avvisi per non perdere nulla.